声と音の聴診法

——医療機器被曝による発ガンリスクを防ぐ

目次

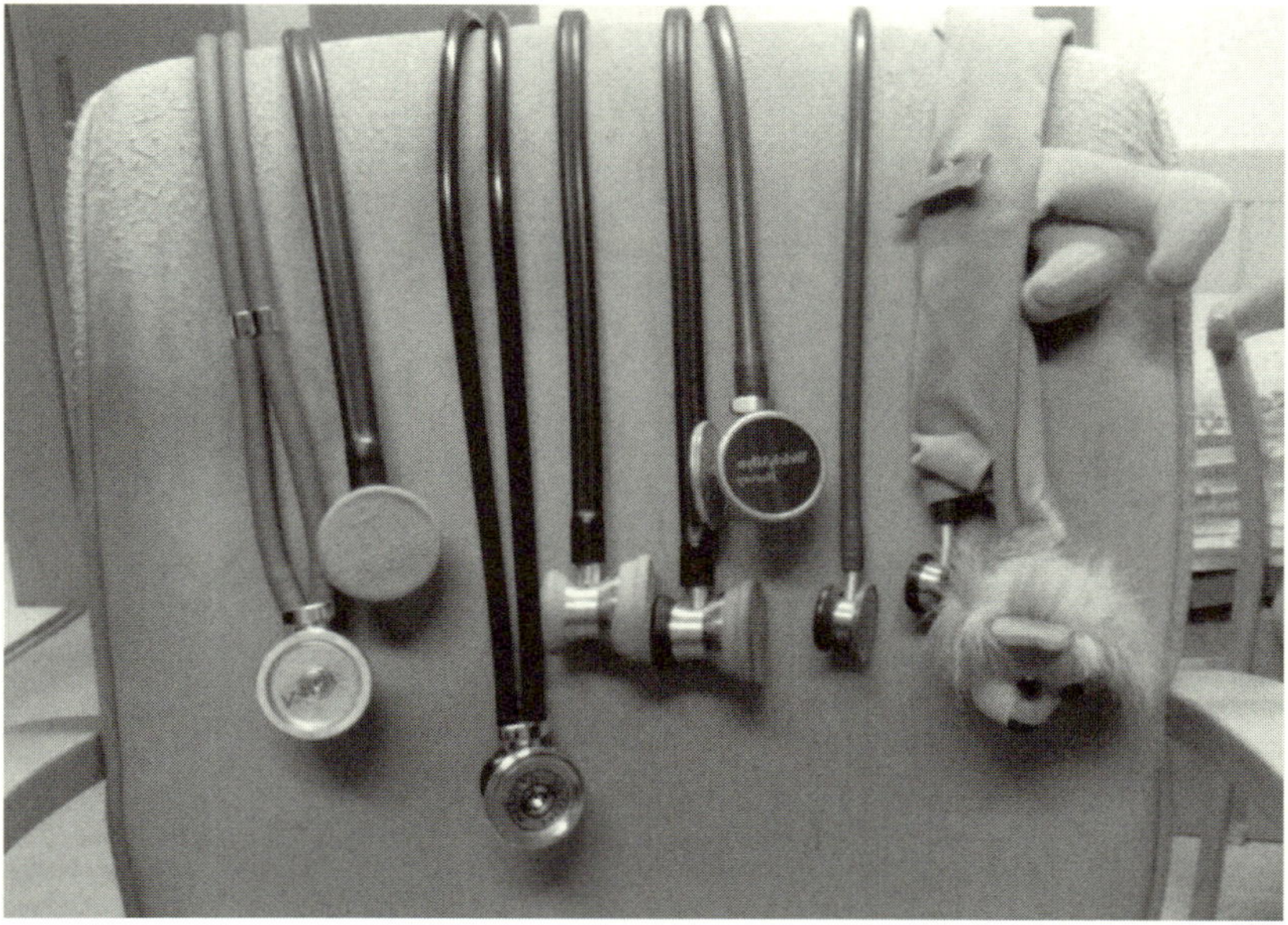

＊聴診器のいくつか

「聴診器の種類：左から、左右の音を別々に聴くステレオ式、身体に触れる部分を一人一人交換可能としたもの、二人が同じ音を同時に聴ける教育目的の聴診器、コンピュータ内蔵のエコー聴診器（二種）、二種類の振動板とベル付きの三種採音型、小児用聴診器、ライオンのぬいぐるみに隠された乳幼児用聴診器（輸入時、厚労省の認可を得ている）。

この30年間、欧米各地で使用されている聴診器であり、著者が現在、日常診療で使用している各種の聴診器」

はじめに

医師の基本的業務として、先ずは『問診』そして『聴診』が挙げられています。業務ですから、医師であれば誰もが行わなければいけない作業となります。

聴診とは、いまさら申すまでもなく、どなたもご存知のはずである耳で聴く道具を使って行う診察の方法です。

最近では、誰でも知っているはずのこの聴診さえ行われないと嘆く患者さんたちの声を多く聞きます。聴診器をつかった聴診という診察の方法が行われる前に、意外と知られていない〝聴診〟という診察法が有ります。字の通り、医者が、患者さんの訴えに耳を傾けて聴く診察の方法です。

あまりにも紛らわしいため、これは一般には、『問診』といわれ、医者がこれまでの知識を基本にして、患者さんに、患者さんの状態やいろいろな症状、環境、さらには生い立ちなどに耳を傾ける方法になってしまいました。しかし、医者と言っても必ずしも問いただすほどの知識を十分に持ち合わせているとは言えません。さらに、患者さんの苦痛に医者の偏見をもって問いただすことも往々にして見られます。

そのため、私は、『問診』という、医者が持ちもしない知識や、医者の権威とか権力でもって患者さんに問いただすというのはどうしても馴染めなかったのです。

それゆえ、『問診』ではなく、患者さんの苦痛の訴えに耳を傾ける診療の方法としての『聴診』を行うようになったのです。（注1）

なにか、こじつけのように受け取られるかもしれませんが、先ずは「医者から質問を投げかける」という問診より、自然に患者さんの口から出てくる『訴える声に耳を傾ける』聴診の方が馴染みやすくなられると思います。

先に戻りますと、聴診器を使う聴診も、患者さんの身体から聴こえてくる、患者さんの有りのままの音に耳を傾けて聴くのですから、基本的には、両方とも同じ診療の一技法と言っても間違いないでしょう。

「話し上手は聞き上手」ということわざが有りますが、患者さんのお話を聴くのが上手な医者は、患者さんへの説明も上手ということでしょうし、聴診器でいろいろな音を聴き分けることの出来る医者は、聴診器だけで十分であると言われ、心エコーやＣＴスキャン・ＭＲＩなどの先端医療器械など無用の長物と言われます。

ただ、聴診と一言に申しても、内容たるや一言では話しきれないくらいの広さが有ります。

この『聴診』という一つではなく二つの技法を通じ、現在の医療のあり方について、少しでも良くなるように、乱造された医師への一言、それより先に、患者さんへの『医師判断基準法』をお伝えしたいと思い、ここに不可解な題名の本を書き始めたということをご理解頂きたいと存じます。

ここにもう一つ理由があります。今日、医師を一人作り上げるには医学部を卒業するまでにと限定しましても、数億円を要していると言われます。ここでは個人負担を余儀なくされている方々と、税金が負担してくれる方々と、稀では有りますが、いろいろな団体が負担してくれる方々に分けられます。しかし、お金の出所が異なろうが、同じ教育を受けられて医師になられているはずですから、同じ技量をお持ちになっておられるはずでしょう。それゆえ、この本では、医師になられる為のお金の出所にはこだわらず、お一人お一人の医師には、同じように大金が遣われているという一致点でお話を進めて参りましょう。

私共の恩師であられ、診断の神とあがめられる武内重五郎内科教授は、「聴診とは医師の芸術である」と言われました。「先ずは、患者のもっとも訴えたいところに傾聴し、苦痛を共有し、心を開いたところで、身体を開いてもらう」。先生のお言葉は、決して聴診器を使った聴診に限定されての教育ではなく、全ての聴診が含まれていたと思われます。事実、私共が習った、患者さんの口からでる言葉を傾聴する時間は、概ね1時間とされており、これが十分として教授に認められない限り、身体には指一本触れさせて頂けませんでした。それほど、傾聴するという聴診を重要に考えられていたと思い起こします。もちろん、聴診器を使った聴診についての教育に関しては、頭の先から、足の先まで行うのが常でした（注2）。

詳細については、本文でご紹介することとして、『医師の芸術』とまで言われるには、先ずは、芸術家の心がこもっていなければなりません、そして、医療である以上、然るべき十分な知識と経験が必要となります。

そして、その行為を芸術として評価するのは、自分ではなく、この行為に感じた相手が決めるのが常となっております。一人の芸術家が、どれだけ芸術品を披露したといっても、これを芸術として認める人が多数いなければ、唯のガラクタでしょう。一般的な、絵画や彫刻であれば、皆、素通りして行ってしまうでしょう。音楽であれば、もっと明らかです。聴衆がいなくなるのですから。

教授の言を借りるならば、聴診とは、医学という自然科学と芸術的評価の融合とも言えるかもしれません。

ともあれ、最近の医師から聴診を受けたという人たちが激減しています。それに比べて、やたらと増えているのが、ＣＴスキャンを始めとする、先端医療機器と言われる検査の激増でしょう。原発には、一言二言申す人たちも、ＣＴスキャンには、誰もが沈黙です。人間が被曝する放射線量に関しては、概ね変わりがないはずでしょうが、どこかに大きな違いが有るのでしょうか。

欧米では、めったにＣＴスキャンは行われません。その辺をも念頭に入れて頂き、本文に移って行きましょう。

定塚メンタルクリニック院長室にて（平成27年３月）

定塚　甫

注１　聴診：会話をする中でいろいろな病理性、あるいは患者の周辺部分を拝聴するのを listening とする。

注２　聴診：聴診器という特殊な診療機器を使用しておこなうのを auscultation とする。よって、聴診には、二つの意味が込められていることになる。

第1章　患者の声を聴く聴診とは

その一　診察室への迎え入れ

聴診と申しながら、先に、古き時代より伝えられて来た、相手の話に耳を傾けるという意味での『聴診』について、話を始めてみましょう。

しかしながら、従来より言われて来たのは、『聴診』という表現より、むしろ『問診』という言い方の方が一般的になっていると思われます。ただ、ここで気になりますのが、『問診』という表現には、『問う』診察としての意味合いが有ることが気になります。おかしいと思われるかもしれませんが、『問う』というのは、あくまで、医療・医師の側からの話であり、患者さんの側からの表現ではないように思われます。

最近、特に顕著になっているのが、患者さんが診察室へ入るや否や、『先生、私は、……』と訴えようとすると、「こちらから質問するまで、黙っていなさい」「見れば判るでしょう、私はほかの仕事をしているのですよ」と、制止されることが多いということです。

＊初めて診察室に入った患者の様子（左）

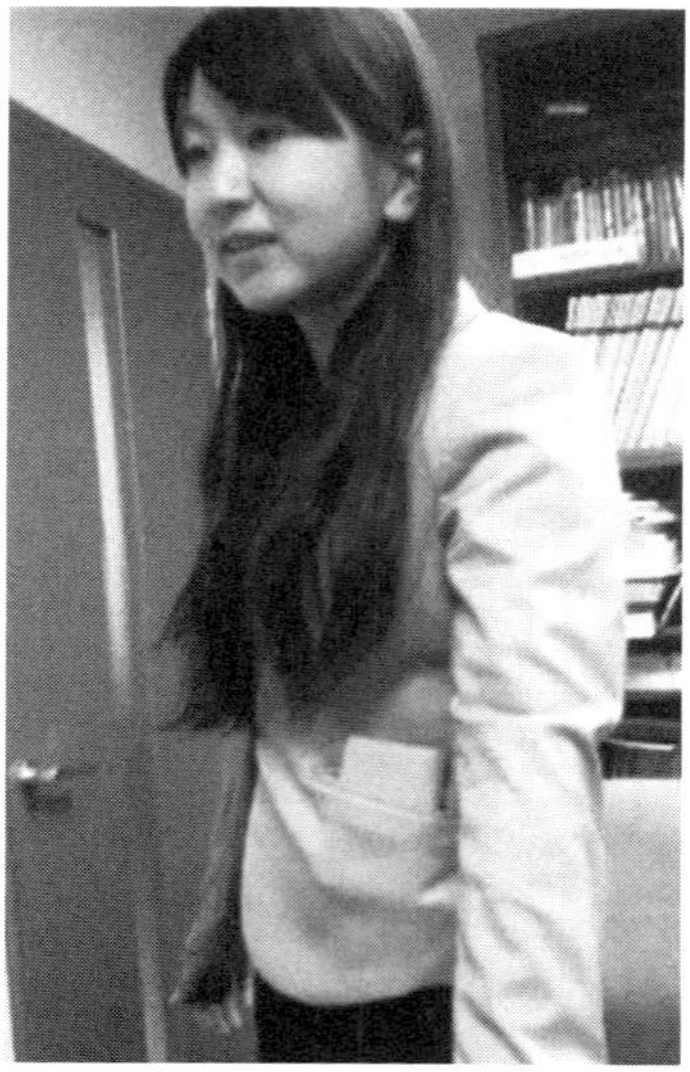

「最初は表情も硬く、どうしたら良いか判らないことが多い。椅子に座っていいのか、いけないのかさえ判らないことが多い。診療するスタッフの言葉がけや表情次第によって、次頁の写真のように張りつめた感情がリラックスするようになり笑顔が出て来る。」

＊診察室での聴診（問診）風景（右）

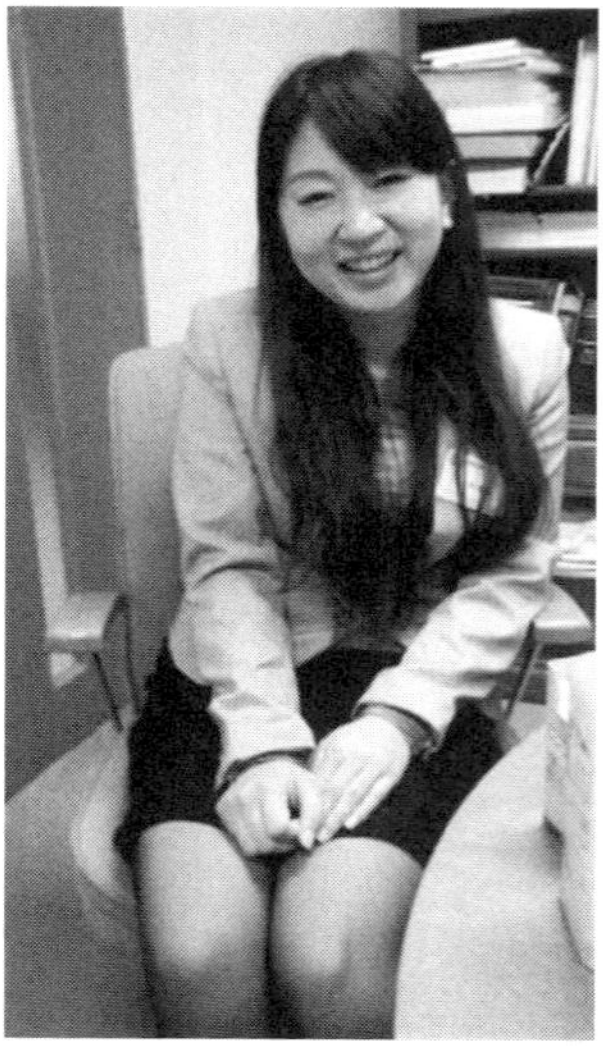

「診察室は、特別な環境に作らないで、どこにでもある、容易になれることの出来るデザインが望まれる。もちろん、椅子は、患者——医師関係を同等にするため、同じものが求められる。

患者さんには、辛くてもリラックスして笑えるくらいの雰囲気づくりが、後の治療がスムーズにいくようになる。」

ここで、医療機関スタッフや医師の権威主義的なところを感じるのは、私だけでしょうか。もう少し、状況を明らかにしてみましょう。

患者さんは、医療機関のスタッフ、現実的には、病院の受付職員あるいは、看護婦さん（男女の平等性を求めて、性別に関係なく『看護師』と呼ぶ習慣作りが進められているが、本来、男性と女性の役割が異なっていると考えられます。それゆえ、病んでいる時には、母性豊かな

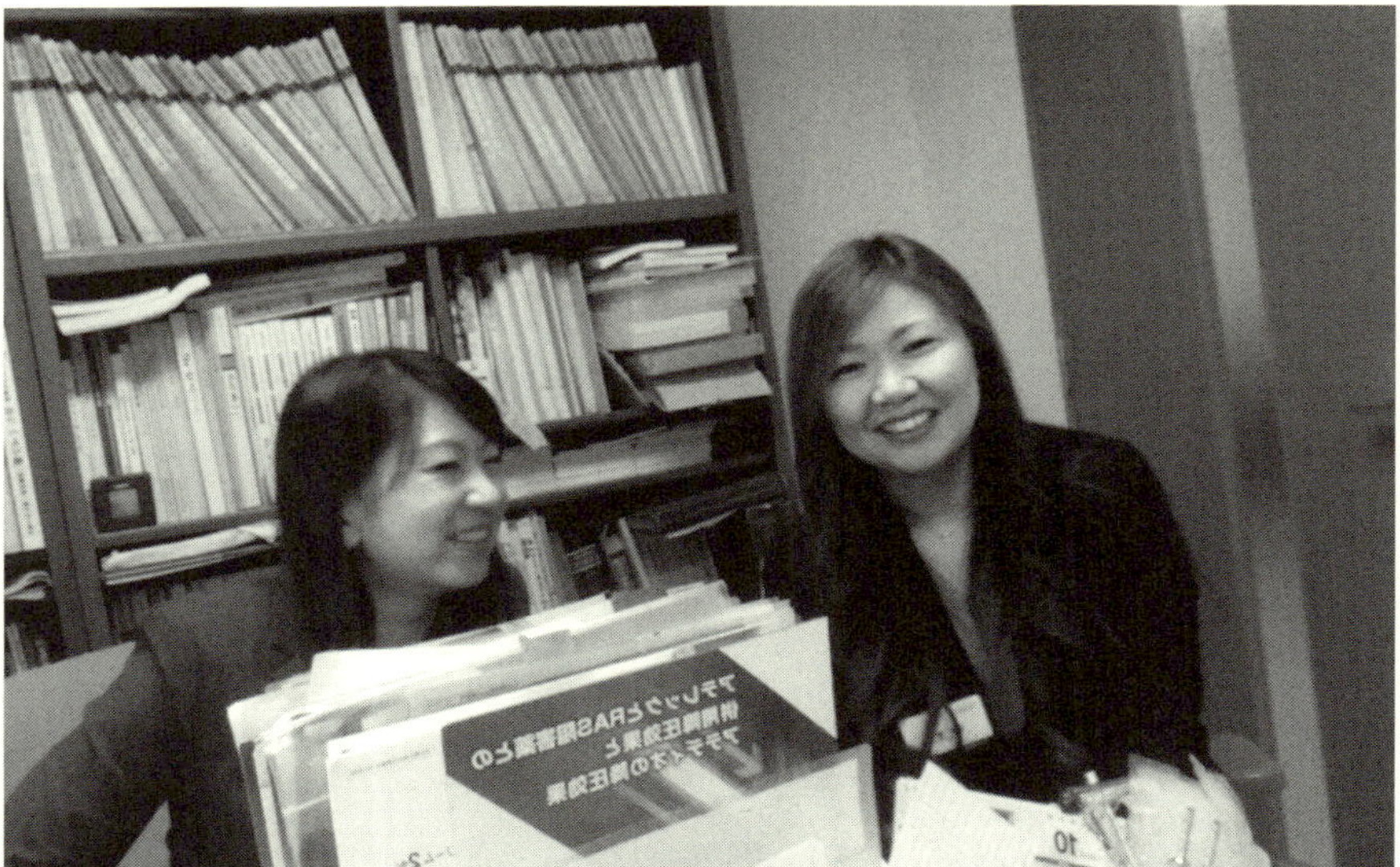

女性に迎え入れられると、心優しく感じると思われますが）に呼ばれ、診察室へと入るように促されます。

もっとも、最近では、人件費の削減の為か、医師がマイクで「Aさん、○○番診察室へお入り下さい」、あるいは、「Aさん、○○番へ」と呼ばれ、患者であるAさんは、反射的であれ、心からであれ、「はい」と返事をして、○○番の部屋に入ることが多くなっています（女医さんが劇的に増えている今日、差別では有りませんが、女性の医師がマイクで入室を促す時の方が、逆にきつく感じる事が多いのは、著者だけでしょうか。厚労省の統計では、30歳未満の医師は80％が女性であるとしております）。

ここでも気になることが一つあります。Aさんは、その病院にとっては『お客様』で有るはずでしょう。その、お客さんをお部屋に迎え入れる時に、部屋の中で名前を呼んで、「自分で勝手に入って来なさい」という扱いをするのは、いかがなものかと思うのです。現実に、病院などを受診された方々は、どのように感じられるのでしょうか。それにもまして、無礼と感じられるような呼び入れ方をしている医者は、一体患者さんをどのような人として受け止めているのか、あるいは、位置づけているのかに疑問が募るばかりです。

ある地方の市立病院で、少ないようですが、医師15人に確認してみたのです。「患者さんを診察室へ呼び入れる時に、お客さんをお呼びするという風に考えたことが有りますか」と質問を投げかけてみました。

まず、人数が15人でしかなかったのは、「そんな質問に答えられるわけないだろ、バカバカしい」「そんなこと言える訳ないだろ、邪魔だ、邪魔だ」、「患者のくせに、変なこと聴くな。邪魔なんだよ」と言われ、お答えいただくことが出来なかった方が多かったということになります。

実際には、約50名の先生方に対して、前もってお伺いを立てた上で質問を行ったのですが、現実には、15人の方々からしか、お答え頂けなかったということになります。

この段階でも、私も調査に参ったといえ、一応、その病院にとっては客であるはずでしたが、実に冷たい接遇態度であったということはいうまでもありません。

「これが、現実に客である患者さんを扱う医者なのだろうか？」と、感じる疑問が深くなるばかりでした。これは、即ち、「本当にしっかり診てもらえるのだろうか」という疑問につながるのでした。

今日、日本の民間医療機関では、接遇（学）を専門に研究している特別講師を招いたりして、「少しでもサービスを向上していかないと、これからの医療機関は、成り立っていかない」という危機感を持っているということをよく聞きます。もちろん、先に紹介した例が、市立の医療機関であったからと言いましても、市立や県立などの公立医療機関だけの接遇態度に問題が有るというわけではありません。民間においても、公立においても、接遇態度の悪しきところはいずれにも見られます。

残念ながら、医療機関で満足のいく接遇を受けることの出来るところは、未だ少数派であるという統計を出している接遇学の講師がいるとのことでした。しかし、この講師も、ほとんどが製薬会社所属である関係上、具体的な医療機関名を公表することは出来ないそうで、「一般的な感想としてですが、まだまだ未だの感がございますね」ということでした。

その接遇専門の講師氏が言われるには、「色々な接客業を回り、講演をさせて頂いておりますが、どうしても、医療機関の接遇態度の低さが目立ちますね」と、本音をこっそり教えてもらいました。もちろん、その情報は、ここで紹介する目的だけのためという前提でした。

いずれにしても、『医師が患者の声』に耳を傾けるという行為が行われる前に、幾つかの問題点が露呈してしまいました。これを裏返しますと、それだけ医療機関は、サービス業としては、重要な問題を抱えていると言えることでしょう。

その二　患者さんの声を聴く準備を表現する

お客様としての患者さんを、迎え入れるだけの段階で、かなりの問題を持ち合わせているのに、果たして、ちゃんとした問診としての『聴診』が行われるのでしょうか。現実を見て回るに、疑問だらけと言えましょう。しかし、疑問が多すぎると言いましても、幾多の問題を明らかにし、そして、これを解決しない限り、『患者さんの為の患者さんの医療』は、到底、行われることは無いということになります。

あくまで私の調査という狭い範囲での結果ですが、『患者さんの迎え入れ』に限定しますと、まずまずというところは20%、少し問題が有るが努力のあとが見られるところが25%、残りは残念ながら、あまり愉快な気持ちでその病院をあとにすることが出来ませんでした。大幅な改善が求められるということになりましょう。

その三　診察室での接遇と聴診

先ずは、患者さんが診察室に迎え入れられたという所まで話を進めましょう。

通常、お客様を迎える時には、主人は、玄関に迎えに出るか、あるいは、立って部屋の入り口で待つのが常識とされていましょう。このような作法に関しての法律などは有りませんので、むしろ、一人一人の持つ常識によって歓迎の仕方が異なるでしょう。しかし、どのようなことが有っても、主人が椅子に座ったままで、客を迎え入れるということは有り得ないでしょう。このように、主人が椅子に座ったままで迎え入れるような形式は、過去の身分制度が存在した時に終わっているはずでしょう。

それが医療機関、特に病院であれば、どのような場合でも主人である医師が、立って患者を診察室に迎え入れるのが常識とされるべきなのではないでしょうか。

にこやかに笑みをたたえた医師が、診察室の入り口で、病める患者さんを迎え入れたとしましょう。その患者さんは、「私の診察の為に、先生は、待っていて下さった」と、言葉に出されなくても、感じられるでしょう。

もちろんではありますが、迎え入れの言葉には、日本人独特の場によっての異なりが有ります。一般のデパートやいろいろな種類のお店を訪れますと、「いらっしゃいませ」と出迎えてもらえます。特に、お寿司屋さんですと、「へい、いらっしゃい！」とか、「へい、まいど」とか、威勢のいい言葉をかけてもらえます。また、一流のホテルですと「おかえりなさいませ」と言われながら、迎え入れられることがあります（W系ホテルやH系ホテルなど）。

しかし、医療機関では、どのような言葉で迎えてもらえるのでしょうか。医療機関、病院やクリニックなどでは、他のサービス業と異なり、皆さんがそれぞれ「症状」を持っていらっしゃいます。その症状というものは、決して愉快なことでもなく、心良いものでもない、ほとんどが『苦痛』に分類されるものと言っても言い過ぎではないでしょう。中には、苦痛ではなく、苦情のような、どこかに文句をぶつけたいようなことも稀には有りましょう。しかし、病院やクリニックを、通常の訪れ方をされる方々は、先ずは『苦痛』をもっていらっしゃり、医療機関にそれを取り除いてほしいと望んでいらっしゃると思います。そうであるからなおのこと、それ相応の言葉を持って迎え入れる必要があると思われます。

一言紹介致しますと、お顔や行動を見ながら、「辛い中、大変お待たせ致しました」と声をかけるのも、長い時間待っていた患者さんには心和らぐ言葉となるかもしれません。一言、「お待たせ致しましたね、ごめんなさい」と、唯の謝りではなく、癒しとしての言葉がけをするのも宜しいのではないでしょうか。

お店を訪れる客と同じく、暖かい、心の和らぐ言葉がけがサービスをより深いものとして感じてもらえるのではないでしょうか。

そして、患者さんが診察室に入ってから医師は、「どこに座れば良いのか」を指し示しながら、言葉がけをされると、患者の心理としては、もっと安心感が出てくると思われます。「そちらの椅子に腰掛けて下さい」「ご自身が、何故こちらへいらっしゃったかについて、これから少しお話をお聞き致したいと思います」「そうでないと、次へ進めませんでしょ」。このような始まりが、初めて訪れた患者さんにとっては、安心しながら、「身を委ねてみようかな」という気持ちになるかもしれません。

大概の先生方は、診察室へ入っていらっしゃる患者さんの顔を見ることも無く、直に、パソコンに向かって、「どうしましたか？」と、声をかけられるという話しをよく聞きます。

本来、医師としては、患者さんが入室した時から診療が始まっており、部屋への入り方、歩き方、表情、その他、落ち着きぶり、あるいは、過度の緊張を示している、看護師から座るところを指示されているのに、その場所へ座れない、等々、いろいろな情報をもたらしてくれるはずです。このような、折角の機会を逸してしまうほど、パソコンに向かわなければいけないような必然性があるのでしょうか。パソコンへの入力は、カルテへの記載と同じでしょう。カルテへの記載は，あくまで患者さんを診察した後に行われるはずでしょう。患者さんを見る前に書き入れるのは、「……だろう」所見であり、嘘の診察所見であると言われても、否定する事は出来ないはずです。パソコンカルテ（電子カルテ）には、時間が自動的に記載されており、所見が入力された時間が、診察が行われた時間より早いということになると、虚偽の所見となり、医師としては、重罪となりかねません。

その四　患者さんの訴えを傾聴する『聴診』を始める

もとより『話し上手は聞き上手』ということわざが有ります。これはあくまで、聴くという行為が始まってからのことです。パソコンと睨めっこしながら「どうしたの？」と声を発せられても、一般の人たちは、相手の顔を見て、目を見て話すことに慣れていますので、このような病院独特の会話方式には、容易には慣れることは出来ないと思います。

まして、医師が、「どうしたの？」と、つっけんどんに話す前に、「先生、助けて下さい。この１週間前から……」と、話しだすと、横についている看護師から、「聴かれるまで黙って待っていなさい」と制止されたりします。それから、医師が「どうしたの」と聴くまでの時間の長いことってないと思われます。恐らく数秒か、数分であろうと思われますが、患者の心理というのはそのような、微妙なものであるということを知っておく必要が有るでしょう。

何故なら、患者さんといえば、医者から見れば、あくまで『お客さん』ですから。お客さんを自室に迎え入れた時は、人間として、さらには、日本人として、それなりの応対方法が有ろうと思います。余りにも明白なことですが、言い換えれば、患者さんが、診療を受けに訪れて、初めて医師、医療スタッフの生活が成り立つのです。

例えば、かなりの目上の患者さんに対して、「君、どうしたの?」というタメ口質問は、余り常識的では無いと思いますね。むしろ失礼というか、無礼ではないでしょうか。

その五　自分が患者になった時——診察が始まる

診察が始まる

私自身も過去に1～2回、困り果てて医療機関を訪れたことがあります。流石、その病院は、公的な医療機関としてはトップクラスだけあって、医師たちの間でも医療レベルの高さでは有名な病院であったのです。当然ながら、若い先生方に至るまで、丁寧な口調での対応でした。

しかし、私が診察室に入るや否や、診察前に撮影された胸部のレントゲン写真を見ながら、「君は、どんな仕事をしているのかね？」と、唐突に聞かれましたので、「医者ですが……」と答えましたところ、「やっぱり石屋だろ」、「いえ、医者ですが」、「判ってるよ、石屋だろ。多いんだよな、石の粉が肺に溜まって肺野に結節の出来る人が。お前、石屋は、長いんか？」、「いいえ、私は……」、「判っているよ、長いから出来るんだから」、「いいえ、石屋ではなくて心療内科の医者ですが」、「馬鹿なこと言うなよ、お前ね、俺はねえ、石屋と医者と語呂合わせして遊んでいる暇はないんだぜ。すぐ、ＣＴに行った、行った！」。

完全にタメ口で、上から目線で、紹介状に『医師』との記載が有ったにも関わらず、私は『石屋』と断定され、診断は、『石の粉が肺胞に溜まった結節』と診断されたのです。いわゆる塵肺という診断となりました。

石屋と医者と間違われたのは、互いのアクセントの違いによる誤解であろうと思いましたが、その医師は、明らかに私より若く、どう見積もっても20歳は若いように見えました。それにも関わらず、『上から目線』の『タメ口』となれば、私としても余り気分の良いものでは有りませんでした。全てが断定的で、命令的となれば、誰でも反発を感じたのではないでしょうか。

しかし、このような扱いを受けても感情的にならないのが、日本人の特徴なのでしょうね。もちろん、医師としても、感情的になるような狭い心の持ち主では、かえって今後が危ぶまれましょう。「ありがとうございます」と、一礼して、ＣＴスキャンを受けに参った私でした。後のことについては、その先生の個人的な地位を動かしかねませんので、ここでは記載するのを避けておきましょう。

ここでは、あくまで客としての患者の扱い方について限定しておきましょう。

（参考　このように、若い医師の評価をする年寄りの医師の言動を『老害』と言うそうです。辞書には載っておりませんが、新しい言語として、医師の間では、通用語となっているようです。いわゆる、結核のことを、老人は『労咳』と言いますが、これとの語呂合わせでしょう。経験豊かな老医の意見を害と称し、発言を制止させるなど、考えてみれば、きわめて不遜で差別的な表現ですね）。

その六　再び、診察室での診察

再び、診察室へ迎え入れられた患者の存在について、記して参りましょう。客であるはずの患者の第一の関門が待っています。患者と言われる以上、確実に何らかの『苦痛や訴え、痛みや、苦しさ』などを持ち合わせて来るはずでしょう。本来でしたら、この患者の持って入って来た『苦痛』を十二分に聞き入れられるのが、診療の始まりとも言えるかもしれません。

もちろん、診療の最初は、患者が医療機関の門をくぐった時に始まっていると言っても言い過ぎでは有りません。しかし、そうであるからと言っても、決して、その時から、医師が責任を持たなければならないということにはつながりません。しかし、ちゃんとした医療機関であれば、患者がその医療機関の門をくぐった時に診療が始まるように配慮しておくべきであろうと思います。ただ、この点をここで論じますと、本来の話しが逆戻りしてしまいますので、後の機会に譲ることに致しましょう。

注１　診療録（カルテ）について

今日では、ほとんどの医療機関で『電子カルテ』なるパソコンを使った『診療録（カルテ）』が使われているようです（現実問題として、患者の訴えや行動、所見などの逐語記載を行っている医療機関では、キーボードでの入力がほぼ不可能ですので、医師の横に逐語録を手書きで記す陪席者が置かれている医療機関があります）。数年前の医師不足の現実を認めた厚生労働省の通達で、「医師は、文書、診療録などの記載を自分で行わずともよい、第三者によって記された内容を確認すればよい」ということになりました。以来、この記載者の陪席が認められるようになっています。それまでは、診療録には、医師以外の人間は一語たりとも記載することが許されず、私などのように、厚労省の許可前に、逐語記載者を陪席する診療を行って来た医師には、診療録記載違反で、診療報酬の返還が命じられたことも有りました。つまり、診療録に医師の筆跡がほとんどないという理由でした。

注2　私どもの診療録の扱い

個人的な愚痴になりますが、正確な診療録を残すことを期待して、大学で教えられた通りに、陪席者を置いたのですが、実のところ、それが違反であるとして、その年のほとんどの収入の国家への返還を命じられた時には、ほとほと参ってしまい、立ち直れないほどになりました。以来、午前

９時から夜中の11時までの診療をやめ、徐々に新患を受けるのを減らし、今日では、半数にせざるを得なくなっています。しかし、初診を待っておられる患者さんは増える一方ですが、再び、厳しい厚労省による個別指導を受けるというストレスには耐えきれず、そのままの状況で今日まで来ています。私の卑怯な対応により、診療を受けるのが遅れている方々がかなりいらっしゃることが判明しています。その分だけ、他のクリニックの方々にご迷惑をかけているということは十分了解しているのですが、結果的に、１５０人の患者さんの診療を毎日行うより、半分の方々の診療を受け付ける方が、内容の充実が図れることが判明しております。いずれにしても、ご迷惑をかけていることには変わり有りませんので、心の中では葛藤の毎日を送っております。

その七　現実の診療と診療録（電子カルテ）

個人的なことは、ここまでにして、一般的には、診察室では、一人の医師が電子カルテと呼ばれる大きな画面のパソコンを前にして、慣れない手つきでキーボードを叩き始めるのです（医師は、一般には、英文や独文は得意としており、論文も少なくとも抄録は必ず英文などで記載しなければいけないため、キーボードの叩き方には慣れているはずですが)。そのため、日付を入れる所から何度も、何度も入れ直していることが、多いようです(自動的に画面に出て来る日付・時間と、入力したものが一致しなければならない)。
そうであれば、患者の訴えを聴く態度にも配慮に欠けるようになってしまいます。医師は、画面に張りつけで、「どうしたの?」と、突然、唐突に質問することが多いようです。そして、「はっきり言いなさいよ!」と、この間、依然として、患者の顔を見ることは無く、見ているのは、画面ばかりのようです。

現実診療の対話

医師:「どうして、ここに来たの?」
患者:「この前から、頭が痛くて」
医師:「この前って、何日前? 日が判らないと判らないじゃない」
患者:「はあ……先週かその前か」
医師:「それじゃ判んないでしょ、何月の何日からなのよ?」
患者:「はっきり憶えていないので……」
医師:「困るなあ、いつかはっきり、思い出してよ」

患者：「よう憶えて……」
医師：「困るなあ、他には？　吐き気するとか、しびれが有るとかないの？」
患者：「有りません」
医師：「わかったから、検査受けて下さい」
患者：「どんな検査でしょうか」
医師：「こっちで決めるから」
——その間、医師は、パソコン画面に張り付きっぱなしであった。
医師：「今度、ＣＴやるから、予約して帰って。結果が出る１ヶ月後にまた来て」
患者：「はあ、ありがとうございました」
——医師は、返事もせず、画面でＣＴの予約をして、患者の次回来診日を入力し、プリントして、看護師に、
医師：「次、ＣＴに来て貰うから、説明しておいて」と、話しながら、若干の患者の所見（有るかどうかも判らないのだが）を入力して、
医師：「次、Ｂさん入って下さい」
——この間、５分弱であろうか。ほとんどの時間が、医師のキーボードでの入力に使われ、

患者からの『主訴』あるいは『主症状』についての内容は、ほとんど聞かれていない。患者の訴えには、全く耳を貸して頂けなかったことになります。どうにも満足出来ないのが、患者でしょう。

患者：「……何をしに来たんだっけ？」

という言葉が出て来て、自問自答しながら帰路についたというのです。

その八　本来の聴く診療（このようにありたい診察での応対）

先のようなことでは、患者さんにとっては、全くこの医療機関を訪れた甲斐がなかったということになります。その為、もう一度振り返り、患者さんの受診された動機に従って、『丁寧な、人間的な聴診（問診）』をやり直してみましょう。

医師：「つらそうですね、どうされたのでしょう？」

患者：「頭が痛くて、それで、吐き気が続いているんです」

医師：「それは、気分が悪いですね、お辛いでしょうが、少し詳しく聞かせて頂けませんか。

ご自身のお話をお聞きして、大体の目安をたててから診察に入りたいと思います。宜しくお願い致します。申し遅れましたが、今日の外来担当のAと申します。宜しくお願い致します（一礼）」

患者：「お願い致します」

医師：「……で、頭が痛いと言われていましたよね、どの辺でしょうか、全体がガンガンするとか、一部が針で刺すように痛いとか、重痛いとか……」

患者：「最初は、何かすっきりしないような感じだったのです。確かに、重痛いような感じでしたね。ちょうどこの辺から重いような、痛いような、なにか感じが鈍いようにおもえましたね」

医師：「その時は、お仕事はしていらっしゃったのでしょうか？　もしそうだとすれば、結構、つらかったでしょうね」

患者：「私ら労働者は、働かなければ家族が飢え死にしますからね。仕方なく、仕事に行っていましたよ」

医師：「おっしゃる通りですね。どなたも働かなければ、食べていけませんよね。しかし、そのころの食欲などはいかがでしたか？」

患者：「そうですね、食べたくない訳ではなかったですが、食べて美味しいという感じは無かったですね。なんか砂をかんでいるというのも言い過ぎでしょうけど、ただ、時間が来たから食べていたという感じでしたね」
医師：「その頃から痩せて来たということは有りませんでしたか」
患者：「有りましたね。急激という訳ではなかったのですが、徐々に痩せて来ていましたね」
医師：「それまで、同じような経験をされたことは有りませんでしたか？　風邪を引かれた時にとか」
患者：「ないですね、何か風邪を引いた時とは、少し違うような、よく似てはいるのですが」
医師：「もちろん、その痛みで、辛くていらっしゃったとおもいますが、今は、比較的軽いのでしょうか、私の話しを良く聞いて下さっておりますので」
患者：「その通りなんです、我慢していようとすると、さほど苦にならないのです。そのため、明日行こうか、次の日に行こうかと、今日までになってしまったのです」
医師：「しかし、結構長い時間が経っていますね、最初の痛み以来」
患者：「ですから、毎日、迷っていたのですよ」
医師：「そうですか、よくわかりました。ご自身の言われる痛みに沿って、診察と検査をして行きましょう」
患者：「宜しくお願い致します」

大体のところ、ここまでが、聴診あるいは問診の始まりではないかと考えられるのです。前者のような最悪の医師には絶対かからないように注意されることをお勧め致します。往々にして、言葉遣いの丁寧でない医者には、注意が必要ではないでしょうか。

大体にして、言葉遣いが悪くても、診療は熱心で、漏れが無く、丁寧な医師には会ったことが有りません。『天は二物を与えず』ではなく、『丁寧な聴き方をする医者は、診療も丁寧』であろうと思われますね。

聴診（問診）の進め方

少し前に進めて、聴診（問診）の進め方についての検討をしてみましょう。

患者の最初の一言、二言で、全ての問診（聴診）を終えてしまう医師は、よほどの推察力の達人か、想像力に優れているか、有る意味では、『神の耳』を持つ医師と言われると思います。

通常、医療用語では、先のような『もっとも辛いこと、もっとも耐えられない苦痛』を称して、主訴と言います。聴診・問診は、この主訴から始まるのが常識的なあり方です。もっとも辛いことや、もっとも訴えたいことを伝えたあとは、どのような状況で、どうしてそのようになったのかを訴えたくなるのも人間の心情でしょう。

ここからが、最も大事なところとなります。

この部分が、いわゆる現病歴と言われるところです。病歴が不鮮明だと、どうしても、先の訴えや主な症状に対して、どのような状況で起きたのかが判然としません。患者が、もっともなんとかしてほしいと訴えている症状の出てきた時が判然としないということは、つきつめれば、その訴えも医師に対して伝わっていないということになりましょう。

病歴の聴診

医師：「先ほど、おっしゃられた痛みが感じられた頃、それとも、それ以前の状況を少し教えていただけませんでしょうか。その状況やストレスなどによって、痛みが出てきたのか、それとも何かの病気の引き金になったのかが判りますよね」

患者：「そうですね、言われる通りかもしれません」

医師：「そのところなのですが、痛みが出てくる前の半年とか1年前に、何か大変なことか、ストレスになるようなことはありませんでしたか」

患者：「そうですね、いろいろありましたからね。その1～2年前頃からでしょうかね……職場の方と家庭のことで」

医師：「職場で何かいろいろと……」

患者：「本当に大変だったのです、とらなくてもいい責任をとらされたり、結果的には出さなくてもよかった辞表を出さされたり、……これからいったいどうなることかと思っていましたね」

医師：「もし、よろしかったら、その辺をもう少し具体的に教えていただけませんか」

患者：「えっ？ そんな昔のことまで関係あるのでしょうか、もうすんだ話ですよ」

医師：「関係あるかどうかは、判りませんが、その出来事の後遺症ということも考えられないこともありませんし……」

患者：「そうですか、……もうすんだことだと思っていましたがね。……」

医師：「いいえ、決してそのことが原因であるとは言い切れませんが、結構大変な体験をされたという風に感じたものですから」

患者：「そうですねー、いま思い起こしますと、人生で一番の災難でしたね。あれほどのことはなかったですね」

医師：「人生を左右するくらいの出来事のようですね」

患者：「そうですよ、詰め腹切らされて、退職金もなく、家族諸共路頭に迷う寸前でしたからね」

医師：「人生どころか、お命にも関わる出来事だったようですね。そうであれば、なおのこと関係を否定できないかもしれませんね」

患者：「確かに、先生の言われる通り、もしかしたら、命もなかったかもしれないくらいでしたね。会社ってそんなところですからね。どれだけ一生懸命働いても、裏目に出れば、あっさり責任とらされて、首ですからね。我と我が運命を呪ったものですよ。自分の責任なんて、どこへも持っていく訳にはいきませんからね、結局、すべて自分で片を付けることになりますのでね」

ここまで、患者さんが話しをしだしたら、後は、真剣に耳を傾け、あいづちを打つだけで十分となりましょう。患者は、医師にすべての成り行きを包み隠さず話し、何としてでも原因を探してだしてもらい、今ある嫌な症状の原因を探して、それを取り除いてほしいと思っているはずでしょう。

いずれにしても、この患者は、過去に人生に関わるほどの大変なストレス体験をしていることが判明したわけです。

ここで医師より一言、何ゆえ過去の体験にまでさかのぼって聞いているのかを説明しておけば、もっと容易に患者の口から情報が得られると思います。これが『聴き上手』ということになりましょう。

医師から患者へのオリエンテーション

医師：「実のところ、ご自身の過去にあったいろいろなことをお聞きしているには、一つ理由がありましてね、ほとんどの患者さんに観られるのが、何か大変なことがあったあと数ケ月か数年して、あたかもその大変なこととは無関係なことのように出てくる病気がほとんどなのです」
患者：「じゃ、今話した前のことが、今の頭の痛みに関係しているというのですか。もう忘れてしまうくらいの時間が経っておりますよ。気持ちも、経済的にもちゃんと立ち直っていますしね」
医師：「そこなのです。人間というのは、何か事件があって大変なときには、病気にもなる暇がないくらいなのです。ほとんどの場合、すべてが片付いて、一息ついた頃にやってくるのですね。ある意味では、事件やストレスになることが、すべて片付いた時がやっと心身共々緩むことのできる時期なのでしょうね」
患者：「へー、そんなもんなのですか、人間というのは複雑ですね」
医師：「そうですね、私どもも含め、ご自身も、人間はすべて同じように複雑にできているということでしょうね」
患者：「人間て、大変な動物なんですね」
医師：「そうですね、昔から言うように、〝忘れた頃にやってくる〟かもしれませんね」
患者：「そんなもんなんですね」
医師：「まだ、ご自身の場合、そうだとは決まった訳ではありませんが、大体にして、因果関係があるというのが、一般的な考え方ですね、ただ、人間の頭では考えられないか、理解できないような因果関係もない訳ではありませんね。ただ、ご自身の場合、まだ、はっきりした訳ではありませんが、もし、その2年ぐらい前の出来事が関係していたとしましても、ただ、単純にその出来事が、現在の症状を作り出したと言いますより、ご自身の場合、長い間のご苦労があり、やっとそのご苦労から逃れられ、忘れることが出来るようになられるくらいに、リラックスと申しますか、緩まれるようになられた時に、人間の身体は、――このまま、リラックスしすぎられては困る、少しいろいろな押さえつけられた気持ちを整理してから緩んでもらわなければ――と、考えるのでしょうね。もちろん、無意識のところでですが。その気持ちが、未だ、さっぱりとした気分になれないほど、疲労かストレスがたまっていて、これを根本から解決するために、身体から脳への警告が発信されるのでしょう。少し、難しい理屈になりますが、要するに、人間は、ストレスの真っ最中には、休養をとる訳には参りませんが、ストレスが離れ去った時に、休養を取るためにいろいろな症状や病気になったりするのが自然であると考えられています。当然ですが、ストレスの真っ最中に休んでしまう方とストレスを克服してから休む人、ご自身のように、ストレスが完全に離れた時に、もう忘れられた時に――そろそろ、ゆっくりした方がよいのでは――とばかりに、一つの病気や症状が出てくるようですね」

患者：「へー、そんなことって、実際に身体に起きるのでしょうか？」

医師：「まさに、ご自身の身体の中で、起きているのではないでしょうか。お話をお聞きいたしますに、どうもその通りのようですね。しかし、そうは申しましても、断定するのはいかなものかと思いますので、ちゃんとした客観的なデータを出してくれる機械での検査を受けられることもお勧めいたしますが」

患者：「そうですね、何となく、先生の言われる通りであろうと思い始めてきていますが、それでも、何か身体に見つかるんではないかと思っていますので、ぜひとも、検査の方もお願いいいたします」

医師：「分かりました、心身両方からの検索ですから、最も懸命な方法であろうと思いますね。その他、何かお困りのところはありませんか」

患者：「ありがとうございます、これまでに、他の症状はありませんね」

ここまでが、病歴と言われるところです。病歴が完成すれば、ほぼ大半の答えが出てきているようですね。大詰めと言えるのではないでしょうか。そうなりますと、検査は、あくまで『念のため』ということになりましょう。しかも、患者にとっては、『答えは、ほぼ出ているのであるから、万が一を考えての検査だろう。安心できた』と、既に、検査に臨む気持ちも楽なものになっているでしょう。

病歴を、ここまで自然な形で聴ける医師も最近では少なくなっています。現実の世界では、『主訴・主なる症状』→『検査漬け』となっています。

先のように、医師が患者と面と向かって話し合えるからこそ、患者も正直にいろいろな過去を話してくれるようになるでしょうが、実際の医療現場では、採用されて何年経ったかも分からない『電子カルテ』と四苦八苦している医師が、数えきれないほど多くいるように思えます。その結果が、先に記しましたように、医師はキーボードの配置を憶える気もないため、画面を見たり、キーボードを見たりと、あたかも二つの作業をいっぺんに行っているがごとくに診療に携わっております。

その結果、医師はその『電子カルテ』という魔物に張り付け状態となっていますので、患者さんへは気が回りません。まずは、患者さんへの気配りをするのが医師の最大の仕事ではないかと思うのですが、電子カルテの画面を確認しながら、「間違ってキーボードを叩いたかどうか」、「間違った内容を入力したのではないか」、「これで次の予約を取ってあるのかどうか」に至るまで、まさに『強迫的』（無意味であると分かっていながらも、確認せざるを得ない思考・行動異常）に入力するのに専念し、画面を見ることに専念しているのです。これでは、患者の病歴を聴くゆとりなどなく、主訴を聴いたら、即、『検査』

となるのでしょう。

医療機関での業務としては、この時点で失格となります。それは、「医療機関たるもの、まずは患者の訴えに傾聴し、その訴えが、どのような状況において出現したのかを確認し、その時点で、おおよその診断を予測しておき、最低限の検査にて最大限の効果を挙げるべくことを以て診療とする」というのが、基本的医療のあり方として教えられており、法的にも決められております（『医師法』『医療法』）。言い換えると、『主訴聴取→検査指示』なる行為は、医療行為としては、ただ単に認められないばかりか、違法行為として罰せられても致し方ないということになりましょう。

「医師は、患者あるいはその関係者から、様々な形で信憑性のある情報を獲得して、これに基づいて、その患者の病理性を明確にするための参考として、最低限の医療機器による検査が認められている」ということになります（病理性：病気の原因や誘因など）。

言い換えますと、「不要な検査は、患者にあらぬ負担をかけるばかりか、時には弊害をもたらすこともある」ということになりましょう。

そのため、先の方で出てきました、『頭痛の訴え』即『ＣＴスキャン』の検査というのは、いかがかと思うのです。その前に病気を推測するにあたり、その可能性を絞れるだけ絞ってから、検査を受けていただくというのが基本的な医療の姿ではないかと思うのですが。もちろん、後に申しますが、『聴診器を使った聴診』も行わないで、即、グレードと危険性の高い検査を行うのには、かなりの疑問が生じるのです（後に記す予定ですが、まれな病気ですが、頭蓋骨の中で脳の外側になる硬膜静脈洞に異変が生じても同じような症状を認めます。このようなときは、まず額に聴診器を当てて、静脈洞の血流の音を確認すれば、まず診断がつくということになります。ここで、診断がつけば、その診断の確実性を確かめるために、参考的にＣＴなどの検査を行うことになりましょう。となれば、主訴と病歴、さらには聴診器での聴診で診断が出てしまうことになります。日常診療のほとんどは、このように、さほど多くの検査を要しないのが一般的です）。

病歴を組み立てるための聴診が、大幅にそれてしまい、多くの大事な事柄を忘れてしまい、勝手に結論にまで進んだ感が有ったように思われます。しかし、病歴のみでの聴診で結論を出すというのには、やはり大きな危険を伴いますので、病歴をしっかり頭の中に入れ、「どのような経緯で今日の主訴が出るに至ったのであるか」というところへ思考を変換する必要がありましょう。

今日、医師から「どうしたの？」と聴かれ、「はい、頭が痛いのです」、「それだけじゃないでしょう、他には？」、「喉が痛くて……」、「風邪だね、最近、流行って入るからね」と、主訴あるいは、表層的な現病歴のみで、即、先端医療機器による検査にまわす医者が増えております。

確かに、検査の指示を行う医師は、それだけで済むのでしょうが、検査を受ける患者の側に立ってみましょう。血液検査であれば、針が太ければ痛い思いをしなければなりませんし、血を見るだけで気分が悪くなる人もいるかもしれません。ＭＲＩであれば、電磁波ですので悪影響は余り有りませんが、音に敏感な人では、めまいを起こす人も稀ならずいらっしゃいます。

さらに、レントゲン線を使う検査であれば、必ず放射線による被曝をすることを念頭に置かなければなりません。胸部の単純レントゲン写真に始まり、ＣＴスキャンは多くの放射線の被曝を受けますし（通常の胸部レントゲンの10倍）、ポジトロン断層撮影検査（ＰＥＴ／ＣＴ：ＣＴスキャンの5倍の被曝量：通常のレントゲンの50倍）であれば、さらに多くの放射線の被曝を受けることになります。しかし、これらの検査は、必要に応じて、行わざるを得ないときにだけ行われるべき検査であることを常に念頭に置かねばなりません。

これは、検査を指示する人である医師のみならず、検査を受ける人である患者も同じように慎重に臨まなければならないということになりましょう。今日の医療については、「知らなかった」では通らない、患者が持つべき一定の知識があるということも知っておかなければなりません。言い換えますと、すべてが医師にまかせよという時代は、遠い昔に終わったと言われておりますが、まだまだ患者の意思を発揮させることを許さない医師の存在と、医師にまかせっきりの患者の存在が遠い過去になりきれない現実もあるようです。

このような現実が、そのまま『主訴』を聴いて、『検査漬け』となるのでしょう。

言い換えれば、

医師：「どうしたの?」
患者：「頭が痛いのです、それから……」
医師：「分かった、じゃ、検査受けてきて。CTへ廻って」
患者：「はい、……」
医師：「結果は、1ケ月後説明するから、予約して帰って」
患者：「……はい」

医師：「次の人、入って」
と、なるのでしょう。
そして、1ヶ月経って、患者が医師を訪れ、
医師：「頭の検査したけど、何も異常は観られなかったから、何ともないと思うよ」
患者：「じゃ、どこ悪いのでしょうか？」
医師：「どこも、悪いとこないと言ってるじゃないの、何もないよ、はい、それじゃ」
患者：「それでは、……」
と、何か腑に落ちないまま、帰路につくことになるのです。

医師の行う聴診（問診）の重要性

先に紹介した医師の患者への対応の続きであり、若干詳細に記したのですが、同じように、患者にとっては、まったく前進しないまま、帰路につかざるを得ないのは同じです。
しかしながら、患者が主訴を述べるとともに、医師がこの主訴と関係していそうな、これまでの様々な出来事に目を向けて、詳細に病歴を明らかにしていく時の態度と気構えは、その病者の疾患を知る上には最も大切なことでありましょう。

今度は、やはり医師法に基づいた診療録の作成のうちの一つにある既往歴、家族歴と遺伝歴、社会歴、そして、体質（アレルギーなど）などの記載をかねて、聴診するところまで進めてみましょう。もちろん、これらは主訴と関係の有る無しに関わらず、個人情報に関わるかどうかに関係なく話されても良いと思われます。なぜなら、診療録は、今日の医療法の規定では、患者に属するものとされているため、患者本人の情報を記すのには、何らのためらいも必要がないのです。ありのままの患者本人の個人情報を詳細に聴取し、記載しないかぎり、患者の訴えている病気の本態（病態という）を知ることが出来ないと思われます。

この点に関して、医師の所属する科によっては、省略することが多いのですが、現実には、法律違反ということにもなりかねません。そのため、医師としては、丁寧に聴き取り、これを受け止め、そして記載する必要が有ると思われます。よく経験されるのが、身体の病気の場合、心の状況、精神状態、あるいは、性格などが聞き逃されることが多いのです。日本においては、医師のみならず患者の側においても、身体病と精神、あるいは心の状態や性格などを分ける傾向に有ります。日常的にみられる風邪のような状態においても、同じ傾向がみられます。

医師：「どうされたのでしょうか？」
患者：「今朝、起きた頃から、喉が痛くて、咳が出るのです。風邪だと思うのですが、なんとかしてください」
医師：「判りました。熱はいかがでしょうか？」
患者：「計っていないので判りませんが、もともと平熱が低い方なので、36度にもなれば、かなりの熱だと思います」
医師：「そうですか、それなら一応、熱を測っておきましょう、その間に、他の方を見せていただきましょう」（医師は、まずは首から喉の方へと両手で触れ、次に、口の中の診察に移ろうとする）
医師：「日頃より、だいぶ忙しく動いておられますか？」
患者：「忙しいですね、人手が足りなくて、その上、仕事の量が増えているので。それに納期が迫っている仕事ばかりなのです」
医師：「何時間ぐらいの残業でしょうか？　結構、多く仕事に従事しておられるのではないですか？」
患者：「4時間ぐらいですかね、しかし、風邪と残業と、なにか関係があるのでしょうか」

医師：「大ありでしょうね、過剰に仕事されていらっしゃると、抵抗力が下がっていって当然、感染しやすくなりますでしょうね。お疲れになりながらも、お仕事を続けられるには、それなりの性格が有ることが判っております。失礼ですが、ご自身は、いわゆるタイプA性格では有りませんか？」

患者：「何を勝手に言われるのですか、私はＯ型ですよ、典型的なＯと言われておりますが」

医師：「いいえ、血液型ではなくて、行動パターンの分類なのです。欧米では有名な分類なのですが、お聞きになりますか？」

患者：「どうでも良いけど、少し聞いて、途中で止めるのは、気分が悪いしね。教えて頂きましょう」

医師：「１９６９年に判ったのですが、せっかちで、負けず嫌いで、仕事中毒といいますか、いつも何かしていらっしゃらないと気が落ち着かない方をA型と言い、その反対の方をB型と分類され、……」

患者：「それが風邪と関係が有るんでしょうか？」

医師：「そのように、最後までお話をお聞きになれない性格の方をA型に分類されるのです」

患者：「結構、めんどうな話しなんだね。それで、私がA型であるという根拠はどこにあるんですか？　それと、今日の風邪との関係は、何となく判ったような気がするけど、私は、いつでも風邪を引きやすい性格ということになる訳ですか？」

医師：「そう、簡単には断定出来ませんが、いつもお疲れになっておられると、抵抗力というか免疫が低下しておりますから、ご自身のような性格でない方よりは、風邪を引きやすいということになりましょう」

患者：「それで、どうしたら風邪を引かなくなるんだね？」

医師：「難しいですね、今ここで、全てをお話しすることは出来ませんが、先ずは、古来より『休養に勝る薬なし』と言われておりますように、休養・リラックスされる時間を取られることが大事でしょうね」

患者：「へー、それで風邪を予防出来るんですか、残業をやめれば病気にならないっていう保証はあるんですか？　食っていけなければ、死んじゃうから、病気にならないって訳じゃないでしょうね」

医師：「そこまで極端に決めてかかられるのも、良くないのではないでしょうか。先ずは、有り得ないことでしょうし。失礼ながら、そのように、結論を急がれ、極端な結論を出し、それしかないと考えられるのも、Ａ型性格の特徴でもありますね。それより、ご自身の風邪の治療を始めるのが先決だと思いますが、いかがでしょうか？」

患者：「その為に、ここに来たのに、性格がどうの、働き過ぎがどうのと先生が言われるから、話しがややこしくなったんじゃないかね？　早く薬を貰って帰りたいのだけれど、注射を１本打ってすぐ治るようなのはないんですか？」

医師：「先ず、そのような薬や注射はありませんね」

患者：「昔は有ったんじゃないの？　風邪だと注射してすぐ治るって言うの」

医師：「解熱剤の注射か、ビタミン剤の注射ですね。解熱剤の注射は、副作用や拒絶反応が多くなって、既に製造中止となっていますし、ビタミン剤の注射は、よほど何も食べられないくらい衰弱されていないと、先ず健康保険を通らないのです。現実は、かなり変わったのです、ご理解して頂けますか？」

患者：「判ったから、じゃ、薬を出して下さいよ、なるべく直に効くのを」

医師：「その点は、保証の限りでは有りませんが、なるべく効果の強い薬にしておきましょう」

と、一見簡単であろうと思われる風邪の診療一つだけでも、医師の診療の基本方針により、これほどまで、時間も要し、説明も必要となります。しかし、これほどの説明は、欧米では当たり前の診療形態でしょう。日常的な診療形態と言えるのです。現実的には、もっと長時間、詳細な説明が必要なことも有りました。

もちろん、日本とは異なり、これだけの説明や指導については、然るべき請求を行うのが当然となっております。

日本では、医師の請求可能な説明を含めた診療費用は認められておりません。そのため、無言で、喉（咽頭）を診て、簡単に胸を聴診して、合計3分間で終わっても、患者の方は、文句を言えないシステムになっているのです。もちろん、その医師の評判は、良くは無いでしょうし、訪れる患者の数も増えないでしょう。このように、患者数の増減を問題にしなければいけないのも日本の医療体制の貧困さでしょう。

『説明と同意（インフォームドコンセント）』を大々的に医師の任務として課しながらも、それへの報酬は、『格安』となります。この時点で、医師に『丁寧な説明』を求め、『心身一体』の診療を求めるのは、困難なのかもしれませんね。

医師を作るのは、その時の為政者となります。となれば、貧困な政治哲学を持ち合わせた、さらに貧困な医療哲学を持った為政者の作り上げた脳裏貧困な医師は、人を人としてさえ診ることの出来ない貧困な診療しか出来ないようになっていても、致し方なしというべきかもしれませんね。

実際、超細分化された医療の現場で、自分は『何処の門を叩けば良いのだろう』と困っている方が多いと思います。大きな病院では、『案内係』が置かれ、どこへ行ったら良いかという質問に対して、その人なりの知識で指示してくれますが、現実的には、『頭が痛い』のに『口腔外科』を紹介されたりして、二度手間なことも往々にして見られます。

既往歴・家族歴・遺伝歴・体質の聴診の仕方

再度、初めて受診された患者への対応について、医師の行う聴診（問診）に戻ってみましょう。先に記したように、病気になっていらっしゃった時には、もともとの性格は、どこか背後に隠れてしまっていることが多いはずです。この度のように、「頭が痛いのです」と訴えられてこられた場合、むしろ従来の性格のままで有ることの方が不思議ではないでしょうか。もしかしたら、かなり気の短い性格の患者かもしれませんし、これとは全く反対に、のんびりした性格かも知れません。

その為、これからの接遇の仕方を考える上で、

医師：「今日は、当然ながら、余りお元気がないようですが、もともとの性格はどのような方なのでしょうね。ご自身の性格を知ることは、これからの検査や治療を行う上で大変重要になって参ります。さらに、いろいろな特殊検査も受けて頂くかもしれませんので、『大雑把で良い』と言われる方から、『もっと、もっと細かく、正確に説明してほしい』と言われる方がおられ、皆それぞれの方に応じて、進めておりますので」

いかに病前性格（病気になられる前の、元気なときの性格）を知るかということは、個別の対応という面からは重要となりましょう。

いわゆる、医療行為は、再三繰り返しますように、個人の為の行為ですから、個人に合わせて、的確な形でなければなりません。十人十色ということです。

既往歴

既往歴も大事な情報となることが有ります。過去にかかった病気が、今回の主訴と何らかの関わりがあるかどうかを知ることは、その主訴を理解しやすくする上において大変重要な情報となることが多いのです。

過去に、重大な交通事故に遭っている方などは、頭が痛いと言われた場合は、第一に関連性があることを疑うことが多いでしょう。患者にとっては、既に忘れ去った事態が、何ゆえ現在の自分と関連が有るのかを知ることは、若干とも困難だと思いますが、仮に、3歳頃の外傷であったとしても、30年以上過ぎた時に、その関連性が問われることも有り得るのです。

医師：「頭が痛いと言っておられましたが、小さい頃、あるいは、それ以降、何か病気をされたことはございませんでしょうか？」
患者：「今日まででしょうか？……」
医師：「そうですね、頭をぶつけるような怪我をされたとか、それとも、木から落ちたとか、いろいろですね」
患者：「そうですね、一度か二度か忘れましたが、引きつけを起こしたと聞きましたね。その時は、病院へ連れて行かれ、いろいろな検査を受けたようですが、何ともないということで、帰されましたね」
医師：「その時は、どちらの病院で検査を受けられたのか憶えていらっしゃいますか？」

患者：「そうですね……多分、市民病院であったように思いますが、確かでは有りませんね。ただ、当時、詳しい検査を受けることが出来たのは、市民病院だけでしたからね」
医師：「その後に、引きつけや、そのようなことは無かったでしょうか？」
患者：「有りませんでしたね。……唯、一度、突然、めまいがして、同じ救急病院へ行ったことがありますね。めまいは、その日は、ずーっと続いたのですが、あとは何ともなく、今回まで何も無かったのです」
医師：「そうですか、そしたら今回は、以前の、めまいなどと関係が有るのか、あるいは、全くないのかということは、よく判らないということになりますね」
患者：「そうですね、以前のことを余り憶えていないのも有りますし、今回は、めまいやけいれんも有りませんでしたしね、何か、気分も違う気がしています」
医師：「そうですか、現在のところ、ご自身について、疑われる状況としましては、脳に何らかの病変があるということ、その病変も、もし有ったとしても深刻なものではないと思われます。もう一つは、ストレスによるものが有りますね。これも、結果は皆同じと申しますか、ストレスによりましょうが、何か器質的な病変によりましょうが、結果は同じで、処置の仕方が若干異なるかもしれないということでしょうね。仮に、ストレス性と致しましても、結果によっては手術も考えられることも有りますし、ストレス以外の原因であったとしても、手術などいらないことも有ります。いずれに致しましても、以前体験された状況と、今回の異変と全く無関係と断定するにも早すぎるでしょうし、関係づけるのも、無責任かもしれませんね。ですから、いずれにしても、現在、ご自身が体験していらっしゃる『頭の痛み』は、頭蓋骨という、外からは、触ることの出来ないところの異変でしょうから、外から中を見る検査を試みる必要が有るかもしれませんね」

ここまでが、既往歴との関係ですが、既往歴と言いましても、まだまだ有るはずです。ご本人が、既に忘れてしまっておられる病気も有るかもしれません。しかし、無理矢理思い出させようと試みるのも考えものでしょうね。そうなりますと、問診ではなく、尋問となりかねません。

得てして多いのが、問診のつもりが真剣になりすぎて、ついには警察官が犯人や参考人に行う尋問となることが多いのです。聞く側の方は、いろいろな知識を持っていますので、質問する言葉や内容は山ほど有るはずでしょう。しかし、患者の側では、全くどこに何が有るか判らないから、医療機関を訪ねているのですから、先ず医師とは医学知識においては、天地の差でしょう。

但し、ここで間違えてはいけないのは、医学知識においては、医師の方が圧倒的に多いのでしょうが、『人生経験』では、患者さんの方がいい加減、上であるということを念頭に入れておく必要がありましょう。

今日の『医師が無礼』であると言われる一因には、医師の側の問題で『医療知識の多さ』を『人生経験と深さ』と同等に考えてしまっている向きが有るのではないかということでしょう。とんでもないことに、50歳代後半の患者に「お前なあ、ちゃんとこっちを向きなさいよ、そしてはっきりと答えなさいよ。いい加減こっちは頭に来ているんだから」なる、有り得ない言葉が、医師の口から出て来ているということです（もちろん、現場で見たばかりの光景です）。

既往歴に関しては、医師から聞いてみて、取るに足りないような出来事であっても、一度患者の口から出た場合は、往々にして、重要な情報となることが多く、必ず他の訴えと同等に記載しておくべきでしょう。

良く見られるのが、医師の興味を引いた内容だけ記載し、あとは「関係ないでしょう」と、捨て去ることです。口では「無関係かもしれませんが」と、答えておいても、自らは「何らかの関連性があるかもしれない」という疑問は必ず念頭に置き、記載されなければなりませんね。

後に紹介しますが、先に『頭が痛い』と言われて来診された方に関しましても、まさかの既往歴との連関でした。

既往歴の中には、結核などは、既に忘れ去られた病気となりつつ有りましたが、過去に結核に感染されたからといっても、今日の結核は、『新型』と言われるだけ有り、効果の有る抗生物質の組み合わせが、かなり困難であると言われます。その為、過去に結核に感染されたとしても、新型では有りませんので、その点も念頭に入れるべきでしょう。

他には、初歩的な事柄ですが、麻疹や風疹などを体験しているのか、あるいは、予防接種を受けているのか、受けていないのかという点についても、同様に重要な事柄となりま す。

歴史的に、日本では一時、「風疹は、妊婦に影響なく、胎児にも影響ない」という、ある種の風評に惑わされた政府が、国家政策としての予防接種を中止したことが有りました。その頃に生まれた方たちは、逆に、予防接種も感染も受けていない方が多いため、これからの時期に感染が予測されるため、重要な情報となりましょう。また、日本脳炎などを含め、法定伝染病の予防接種を受けられた時に、かえって軽症の伝染病にかかられた方なども後遺症が問題になることが有ります。

ともあれ、出生前から今日までの既往歴に関しては、今回の受診動機と大きな関わりのあることが有り得ましょう。

最初に紹介した患者のように、「頭が痛いのです」という主訴を持って来られた場合は、『幼少時は、微細な障害』であっても、時には成人後に『脳腫瘍』として、発展した方も経験されております。

医師：「どのような痛みなのでしょうね」

患者：「どのようなと言われても、この辺が、額の辺が、何かはっきりしないような痛みがあります。激痛じゃないのですが、なんとなく痛いような、押さえつけられるような、時には、鎮痛剤を飲まないとおれないくらいになったり、以前貰った、偏頭痛の薬を飲みたくなったりするようなことも有りますね」

医師：「いろいろな程度の痛みが有るのですね」

患者：「そうですね……大体は鎮痛剤で治るのですが、ちくちくとする痛みのときは、偏頭痛の薬が効いていましたね」
医師：「今は、痛く有りませんか？」
患者：「今は、痛くないようですが、何となく額の辺が変ですね」
医師：「そうですか、だいぶ長い間、我慢して来られたようですね」
患者：「はい、どこへ行っても、神経だ、神経だ、という答えしか返ってきませんでした」
医師：「いろいろ検査も受けられましたよね？」
患者：「はい、検査に関しましては、ほとんどの検査の種類を理解してしまったくらいに、多くの検査を、何度も、何度も受けましたので……」
医師：「おっしゃる通りかもしれませんね、もちろん、ご自身のこれまで受けられた苦痛もございましょう。そうであるからこそ、その点も含めて、なるべく苦痛の無い検査で、費用も少なく、心身両面から検索させて頂きましょう」

（当初から「頭が痛いんです」という訴えをしていらした患者についての結論を急ぐつもりは無いですが、この患者は、幼少時の頭蓋内には、なんらの腫瘍らしき病変は診られなかったのだが、唯一、一度の意識消失性焦点性けいれん発作にて入院しています。それ以降、かなりの長期にわたり徐々に発作誘発部分の細胞が増殖し、成人し来診後には、鶏卵大の良性腫瘍として成長していたのです。それだけ聴診が重要であったのです。彼の場合、訴えを聴く聴診と聴診器で前額部の音を聴く聴診の両方ともが、早期に診断を出すにあたり、重大な寄与をしたということになります）。

もう一つは、遠い過去ではなく、近い過去に罹った病気も立派な既往歴として、聴診するに値することが、稀ならず見られます。

最近、世界で騒がれている『エボラ出血熱』も、私たちと全く無縁な状況ではないように思えます。

幸い、この文章を書いております時点では、我が国にとっての直接な被害は無く、むしろ、『越中の置き薬』がいいようです（江戸時代より地方には、この流れを持つ薬剤での貢献に目を見張るものがあるようです。これに関しては、未だ、明確なデータが出ていないため、答えとして、確実な治療薬であるとは言い切れません）。しかし、明らかな効果を見せた患者の存在は、一つの光明があることは確かであると言えましょう。このエボラ出血熱の流行している地域を旅行する人は、今日いないと言えるでしょうが、過去には、島国ゆえに経験を免れた無防備な国であるとも言えましょう。その無防備さに関しては、国民の意識の底まで続いていると言えましょう。

その一つに、エボラ出血熱が大流行しており、死者も多く見られる地域の隣国へ旅行をする人が、未だに全く人数に変化が無いということです。

これに関しましては、報道などで、「現在、エボラ出血熱の流行している地域へのお出かけは、是非とも控えて下さい」と、再三警告がなされているのですが、そこは、日本人の『うっかり頭』でしょうか、「隣の、隣の国までは、拡大することはないでしょう」と、安易に観光旅行に出かけています。

第2次世界大戦の時に、「まさか、天皇のいらっしゃる、首都である東京にまで爆撃が及ぶことはないでしょう」とばかり、安穏としていたところに、東京爆撃がありました。

不思議にも、このような出来事が、今日になっても一向に教訓化されていないところに、日本人的楽観主義があるのか、それとも島国的楽観主義に変化が見られないのか、いつも対岸の火事のような見方が続いております。余計かもしれませんが、福島原発に関しても、未だ、危険な状況が続いているにも関わらず、国家は、「東京からかなり離れているから大丈夫」と、ほとんど報道されることは有りません。

現実的には、この原発事故以降に、かなり大量の放射線に晒されたゆえに、かなりの人たちが深刻な被害を受けているという現実が有ります。家に帰りたい一心で『立ち入り禁止区域』に入った為に、長期間、不審者の進入禁止地域への侵入ということで、警察での留置措置を受けた方々も少なからずいらっしゃるということです。

その中には、震災により捨てられざるを得なかった犬や猫を救いに、立ち入り禁止区域に入り、不審人物として留置され、長期間の取り調べを受けた方もいらっしゃることを知りました。この方たちに、「最近、あるいは過去に、大きな病気をされたことがございますか?」と既往歴を漫然とお聴きしても、「特にありませんね」という答えが返って来るだけでしょう。ご本人たちは、病気としては捉えておられない訳ですから、こちらからの質問の仕方にも、かなり検討を要することになりましょう。

このような所から転居された方は、ある種独特の精神状態に陥っていらっしゃると思います。それゆえでしょうか、その状態そのものが、既往歴に入るのですが、あまり意識されずに過ぎて行かれることも有ります。

このような特殊な災害の現場を体験された方は、既にPTSD(心的外傷後ストレス症候群)に罹ったことが有るはずですが、無関係として通り過ぎていかれることもあります。『既往歴』と一言に言いましても、かなり多岐にわたっていると申せましょう。

家族歴

家族関係の歴史についても、先ず患者を十分に理解する為にという目的のみならず、今後の治療に当たる為にも重要な情報源となりましょう。

全てが患者にとっての大事な過去の情報にはいりますが、これまででも、患者自身はもとより、専門家であるべき医師が気をつけなければならないのに、それを怠っている過去の情報も、多々有るということに気づかれたと思います。

その次に大事な家族歴に関して進めてみましょう。家族歴という表現をつかうのが、医学界では一般的になっておりますが、現実的には、『家族など親近者についての情報』とする方が、正確かもしれません。

先のエボラ出血熱に関しても同様ですが、関係者に感染多発地区にいらした方が有りましたら、それなりに問題になると思われます。その他の、病気に限定されず、死因に至るまで可能な限り、無理の無い限り情報を教えて頂く必要が有りましょう。

患者：「うちは、代々散髪屋なので、結構躾が厳しいのですよ。特に、上下の関係については、親子でも、親は先生と呼ばなければいけないのですよ。家の中では、――おい、親父と呼んでいたのに、店に出ると突然、先生と呼ばせるのですから、迷っちゃいますよね」
医師：「へー、そうですか。上下の関係が厳しいのですか。お母さんとはどのようなのでしょうか」
患者：「家では、普通にお母ちゃんと呼んでいますよ。店の方では、余り呼ばないようにしておりますし、父もどのように呼んだら良いのか判らないみたいですよ」
医師：「それで、ご両親の仲はよろしいのでしょうか？」
患者：「いつも一緒にいるから、仲が悪いと仕事しておれませんし、……仲はいいのじゃないかと思いますね」
医師：「お年寄りは、お見えになるのでしょうか？」
患者：「はい、います。父方の祖母と祖父が」
医師：「ご健在なのでしょうかね？」
患者：「元気ですけど、祖母は、高血圧ですし、祖父も糖尿病と高血圧ですね。それなのに、二人揃って毎日飲んでいるのですから仕様がないですね」
医師：「そうですね、お薬も飲んでいらっしゃるのでしょうが、お酒を飲んでおられると、血圧は下がりませんし、お薬はほとんど尿の中に出てしまいますし」

患者：「へー、そうなんですか。お薬も効かなくなってしまうのでしょうか？」
医師：「はい、ほとんどのお薬が、そのままおしっこに出てしまいますので、血圧も下がりませんし、糖尿病には一番良くない飲み物ですしね」
患者：「家に帰ったら、二人に注意しておきます。糖尿病って遺伝するのですよね、それに高血圧も」
医師：「糖尿病の場合は、多くが遺伝子の問題と言われておりますね。しかし、生活のさい方によっては、糖尿病は、発病しない方もいらっしゃいますね。ただ、お酒を飲む方には、発病される方が多いですね」
患者：「それでは、私の家系に結構、糖尿病になった人が多いのも遺伝子の関係なのでしょうか、それに、高血圧も結構多いし」
医師：「関連が有るかもしれませんね。先ずは、予防されることが肝要かと思いますね」
患者：「肺炎で亡くなった叔父もいるのですが、その叔父も、やはり糖尿病だったのです。肺炎とも関係あるのでしょうか」
医師：「ないとは言えませんね。糖尿病で抵抗力が少なくなると、ばい菌に感染しやすくなりますから、肺炎も肺炎菌……肺炎球菌というばい菌によって発病しますので、関連が有るとも言えますね」
患者：「じゃ、結構、私の親戚関係には遺伝性の病気が有るのですね。しかし、交通事故は関係ないでしょうね、自損ですけど」
医師：「どのような事故だったのでしょうか」
患者：「結構、走り屋の従兄弟がいたのですが、従兄弟が悪いのですが、追い越し禁止の通りで、追い越された車にカーッとなって、追い越しをかけたところに、対向車が来て、正面衝突でした。一度は、意識が戻ったのですが、内蔵から出血していたみたいで、３日目に逝きましたね」
医師：「はっきりとは言えませんが、ご自身のおじいさんとおばあさんが高血圧と言われておりましたよね。高血圧の方には、気の短い方が多いようです。もしかして、その従兄弟さんも気の短い方であったのではないでしょうかね」
患者：「そうですとも、車に乗ると、人格が変わるくらい気が短かったくらいですから」
医師：「やはり、無関係とは言えないでしょうね。精神的な状態が身体の状態に出るのを心身症と言いますが、高血圧も典型的な心身症ですからね」
患者：「いったいどうしたら、短気な性格が治るですかね？　いまさら、高血圧にも糖尿病にもなりたくないですからね」
医師：「もちろん、また治療が始まりましたら、予防の為の生活の仕方もお教え致しますが、何よりリラックスされることでしょうね」
患者：「リラックスしなければいけないことは、十分に判っているんですけど、どうやってリラックスするかが判らないのですよね……」
医師：「一つ単純な方法からお教え致しましょうか。先ず、短気なのが癖になっておられるのでしたら、今度は、反対にリラックスされるのを癖にされることでしょうね。その方法ですが、何か急いでやらなければいけない時ですが、その前にお水かお茶を一杯飲まれるとか、肩の力を抜く訓練です（まず、めいっぱい肩に力を入れて、ストーンと力を抜かれる運動です。４から５回やってみられてから、次の行動に移られる習慣にして頂ければ、たったそれだけでも、かなり気は長くなりますね）。同時に、朝と夕方に血圧を測って頂ければ、徐々に血圧が下がっていき、気持ちも楽になられるのがお判りになられると思いますね。ほんの序の口ですが」
患者：「そんなもんですか、ちょっとしたことで、気の短さも変わるんですね。そしたら、高血圧も糖尿病も予防出来ますかね？」

医師：「そこまでの保証は有りませんが、高血圧へのリスクはかなり減るでしょうね。しかし、糖尿病の場合は、その他のいろいろな生活の仕方が関わっていますので、一言には言いにくいですね」

患者：「やっぱり人間て、何と言っても長生きしたいから、いろいろな簡単に出来る方法を選ぶんですね。サプリメントで、何かありませんか」

医師：「現在のところ、これといったサプリメントは手に入りませんね。気を長くするとか、糖尿病を予防するとか、長期にわたる病気になられるのですから、早めに習慣を変えられるようにされたほうが良いと思いますね、もちろん、喫煙習慣やアルコールを飲まれる習慣も、一考される必要がございましょうね。そのうえで、リラックスした生活を送られることですね」

患者：「リラックスですか、……直には効かないでしょう?」

医師：「直に効くような方法は、先ず止められた方がよろしいでしょう。ご自身、気が短いところを治されようとしていらっしゃるのですから、気長になられるように構えて頂きたいですね」

患者：「そうか、早く気の短いのを治そうというのが、気の短い証拠なんですね。ゆっくり変えていけば、変わるということなんですね」
医師：「おっしゃる通りです」
患者：「代々、脳溢血で逝っているのですが、みんな短気であったのでしょうかね？」
医師：「何とも言えませんが、すぐに結論を出そうとされないで下さいね」
患者：「結構な時間がかかりますね」
医師：「おっしゃるとおりで、長年の人生の中で出来た性格を変えるには、かなり長期にわたるでしょう。気長に、気長に、というお考えを肝に銘じて下さい」
患者：「判りました、ほんとうに難しいものですね、人間とは……」
医師：「そうですね。ところで、先ほど御質問申し上げた、御家族やご親戚の方の病気などについてですが」
患者：「結構、数えれば切りがないですね。ただ、余り親に、先祖のことは教えられていませんので、これくらいしか、はっきりしたことは言えませんね」
医師：「十分ですよ、こんなにお話し頂いて、かえって恐縮しておりますよ」
患者：「いやー、自分のことでも判りにくいのに、他人のこととなると、もっといい加減になりますね」

医師：「いいえ、とても参考になりましたね」

このように、診療録（カルテ）の隅に少しだけ記すところのある家族歴ですが、これほどまでに多くの情報を頂けるのです。それだけ、診療録の1枚目というのは、大切な情報記載表紙となります。一般には、この家族歴を聴診している間に、同時進行で、家族の喫煙習慣や飲酒の習慣の有無を聴診することが多いのです。

ある意味では、喫煙習慣は、ご本人が喫煙されなくても、御家族に喫煙される方がいらっしゃると受動喫煙となり、受動喫煙は、いわゆるフィルターを通さない煙が直接、肺に吸い込まれますので、ニコチンの心臓や動脈などの循環器への悪影響については、吸っている本人より強烈になるということになります。

お一人の喫煙者は、ご自分の肺はフィルターで守りながら、周囲にもっとも強烈なＣＯＰＤ（慢性閉塞性肺疾患）や肺癌などのリスクファクター（危険因子）をまき散らしているということになりましょう。

飲酒については、厚生労働省の提唱している『適正飲酒』の範囲内であれば、全く問題がないのです（『適正飲酒』とは、現在、女性なら妊娠をしておらず、男女とも医療機関からの薬剤の処方を受けていないことを前提に、飲酒日は週に3日間くらいで、飛び石で行う。次に、一人で飲む習慣性の飲酒は避け、気心の合う人と談笑しながら飲酒する。もし、飲酒量に関わらず、意識の欠損、記憶のない時間が有る時は、飲酒は避けた方が神経をいためない。一月か二月毎に飲酒量が増えていくようなら、然るべき飲酒についての相談を受けた方がよい。もちろん、他人に飲酒を無理強いするような行為が有れば、飲酒不適格者とされる)。

このように、飲酒習慣も家族との関わりが強いことが多いのです。飲酒の仕方一つで、家族から嫌われることも有り得るでしょうし、また、団欒に結びつくことも有りましょう。いずれにしても、飲酒には、必ず談笑が伴わなければならないということも、聴診に当たっては知っておくべきこととなりましょう。談笑のない飲酒を考えてみますと、先ずは『焼け酒』、『忘却酒』、『薬物代替え飲酒』となります。いずれにしても、本来の目的とは外れた飲酒となります。すべてが病的飲酒として分類されます。

このような飲酒が、家族の中に見られれば、他の家族全員が不愉快となり、歓迎されない飲酒となりましょう。家族内での空気が汚れれば、当然、なんらかの病理となることは、明らかなことでしょう。これと良く似た現象に、病理性を求めた飲酒も有ります。飲めば、酩酊感を味わうことが出来、現実の社会から逃避出来るだけでなく、気分も良くなるというものです。

確かに、基本的には、酩酊感を求めての飲酒が多いのでしょうが、ただただ酩酊感を求めるというのは、病理性以外の何者でもなく、酒類を味わう、味覚を楽しむ、酒類を摂取した時の雰囲気を楽しむ、そして談笑するということになるべきではないでしょうか。これこそが、『適正飲酒』となりうるのでしょう。

『適正飲酒』であれば、何らの心身の病理性もなく、習慣性もなく、一家の潤滑油となりえましょう。

家族歴の聴診

家族歴では、先のように、遺伝性の疾患ばかりにこだわることなく、むしろ、『自然な家庭状況を教えてもらう』という姿勢での聴診の方が、多くの情報を知ることが出来、家族病理にも容易に言及することが出来ることが多いようです。もちろん、家族性の疾患の有無を確認するのが当初の目的では有りましたが、現実的には、ほとんどの場合、おざなりにされておりますので、もう少し、現代的な核家族ではなく、旧来の家族制度にも言及するくらいに広い方が良いでしょう。

今更申すまでもなく、旧来の家族制度にこだわるというより、今日の人々の一般的な『家族』という捉え方には、ほとんど核家族に留まってしまい、仮に広がったとしても、三代程度であることが多いようです。その為、きわめて情報量に制限が有りますので、少し目を広く開いて、患者の家族関係というところまで言及すべきかもしれません。

事実、医師にも自覚していただかなければなりませんが、今日の医師もほとんどが核家族の中で育っていることが多く、さらに、個人の部屋も保証されていますので、あまり家族という存在や関係を意識する機会がありません。それゆえ、現場に出たあとも、家族歴といえば、せいぜいが『両親と祖父母、兄弟』に留まってしまうことが多いようです。それゆえ、家族歴の聴診には、このようになることが多いようです。

医師：「家族で、大きな病気をしたことのある方、おみえになりますか？」
患者：「大きな病気と言われますと？」
医師：「入院するような、大きな病気ですね」
患者：「盲腸で、一人入院していますが、それと屋根から落ちて怪我をして入院しておりますね」

医師：「そんな病気ではなく、あなたに何か関係のあるような病気なのですが」
患者：「盲腸は、関係ありませんし、父が屋根から落ちた時には、私がハシゴをしっかり持っていなかったからだと思いますが」
医師：「そのような他人の怪我などではなく、何か、あなたに関連の有りそうな病気と言うものですよ」
患者：「わたしは、受験の頃に、盲腸しておりますが……関係ないですよね」
医師：「あなたご自身のことは、既往歴のところで話して頂きたかったですね」
患者：「キオウレキ？　なんのことでしょう？」
医師：「失礼しました、こちらの勝手な言葉でした。ご自身が、これまでに罹ったことのある病気のことです」
患者：「それが、今の話しとは、どのようにつながるのでしょうか？」
医師：「いいえ、今、丁度、御家族や親戚関係のお話をお聞き致しておりましたので、てっきり、ご親戚のことだと勘違い致しました」
患者：「そうですか、……」
医師：「勘違いされたのは、私の方に責任がありますので、お気になさらないように。要しますに、ご自身の現在の状態と直接関連性がないように見えましても、実際は、何らかの関連性があることがございますので、少しでもお聴きした中で診断に近づけることが出来れば、それにこしたことがないと思います」
患者：「そんなもんですか、早く検査をして貰って、診断を出してもらう訳にはいかないのですか？」
医師：「検査を進めますのもよろしいのですが、なるべく少ない検査で、診断が出れば、そんな良いことはないのではないでしょうか？」
患者：「しかし、話しだけというのも何か物足りないような気がしますが」
医師：「そう思われるかもしれませんね。ただ、検査のし過ぎや間違った検査を行うのは、ご自身にとって、もっとも得にならないばかりか、被害を受けられることも有り得ますね」
患者：「被害？　どんな被害が有るのですか？　検査だけで被害を受けていたら、たまりませんよ！」
医師：「実際に被害と言いますか、少なからずの弊害の考えられる検査も有りますね」
患者：「どんな検査ですか？　教えて下さい、これからは、そんな検査は受けないようにしますから」

医師：「そんなに極端に考えられなくてもよろしいと思いますが、検査は、必要最低限にするのが一番合理的だと思います」
患者：「先生にとって合理的でも、こちらにとってそんなことも有り得るということでしょうか」
医師：「そのようなことがないように、これからご相談申し上げるのですよ……検査に入る前に、まだ、お聴き致さなければいけないこともございますが、よろしいでしょうか？」

　ほんの一部ではありますが、家族歴とその関連領域についての聴診を紹介してみました。患者によっては、10人兄弟の末子として生まれながらも、物心がついた頃には、長子は他界しており、両親も何が要因で他界したかも不明であることが多いようです。

　つまり、患者によっては、家族歴の詳細を知るべき聴診を試みても、ほとんどの情報が得られないということも稀では有りません。先に記しましたように、今日、核家族がほとんどである現代において、家族の状況を知ることそのものが困難であるということも有り得ましょう。

　少なくとも、今日においては、家系図など有りませんので、江戸時代のような家族制度など想像もできない人たちの集まりと考えて間違いがないでしょう。

結局のところ、先に戻って、『家族』という形態は、2世代から3世代と考えている人が、ほとんどであるかもしれません。ともあれ、患者理解の為には、可能な限りの聴診を行わなければなりません。

幸いなるかな、患者の治療が開始されてから、数ヶ月後に入って来る情報も有り得ます。それゆえ、有る意味では、初診時に、尋問になるかもしれませんので、『可能な限り』ではありますが、互いに、ゆとりの有るところで一旦終止符をうつべきかもしれません。

社会歴・社会的なプロフィールの聴診

一応の家族歴の聴診に終止符がうたれたあと、今度は、患者の『社会歴』となりましょう。社会歴により、大幅に診断や治療に近づくことも有り得ます。さらに、病者として来診される患者は、往々にしてなりふり構わずのところが多いはずです。外見に捕われないようにしていても、どうしても捕われてしまうのが人間の性でしょうか。決して、正装して来診される訳では有りません。その為だけでもないでしょうが、医師にとっては、病理性を知る上で、患者の社会歴というところがもっとも興味が引かれるところでしょう。

患者にとっては、この社会歴の上に現在が有ることになりますので、良きにつけ、悪しきにつけ、大切なところであることは確かでしょう。社会歴と言いますと、何か堅苦しくなりますが、『ソーシャル・プロフィール』あるいは、『プロフィール』と言い直せば、比較的、話しやすくなりましょう。

一言で申せば、生まれたときの本人と周囲の状況に始まり、目前の患者になるまでの歴史と言えましょう。その辺を念頭に入れて、患者の歴史である社会歴について聴診致してみましょう。

医師：「ご自身、お生まれは、この地方でしたよね」

患者：「両親もこちらなんです。実際、祖父母もこの近くでしたがね。ただ、私だけが、こちらの高校を卒業したあと、大学へ行く為に北海道に渡って、卒業したあと、向こうでは就職先がなかったものですから、こちらに帰って来たのです」

医師：「北海道ですか、えらく遠いところへいらしたのですね」

患者：「はい、何とか家から離れたかったものですから」

医師：「はあ、遠くへいらしたかったのですか？」

患者：「はい、そうですね。両親の仲が悪かったので、一緒にいたくなかったのです。家から通える大学もあったのですが、どうしても家にいたくなかったので、なるべく遠くであれば良かったのです。北海道でなくても、九州か沖縄でも良かったのです」
医師：「はい、それほど、お家にいらしたくなかったのですか？」
患者：「はい、どうしても家にいたくなかったのです、反抗期だったのかもしれませんが、ただただ、家にいたくなかったのです。両親の不仲だけではなかったのかもしれませんが、家にいるだけでも気分が悪くなるようになって来たので、遠くへ行こうと決心したのです」
医師：「しかし、そのような気持ちになられると同時に、何か目標が有ったのではないでしょうか？」
患者：「はい、有りました、どうしても進みたい道があったのです。その道に進むには、本州では、結構難しいということで、北海道へ行ったのです。それに、学費から考えても、国立でないととても両親がＯＫ出しそうになかったのです。学費の少ないところで、奨学金だけで行けるところを選んだのです」
医師：「そうですか、北海道は寒かったでしょう」
患者：「最初は、留まれるかしらと感じました。寒くて、夜になると寒いというより痛いという感じになるのです。とても持たないと思いましたね。しかし、そういう時は、寮のみんなと話し合ったり、夜食を食べたりしていましたね」

医師：「寮では、結構、みなさんとのお付き合いが有ったのですね。学生生活を満喫されたようですね」

患者：「そうですね、寒さがかえってみんなとの付き合う時間を作ってくれたということでしょうか」

医師：「よかったですね。寮の集団生活もまんざら捨てたもんではないってことになりますね」

患者：「そうですね、最近は、一人を好む人が多いのですが、私の場合は、かえって友人が増えて、世界が広がったという感じですか」

医師：「それでは、かえって遠くへ出られて良かったのですね」

患者：「そう思います、生まれて初めての一人暮らしでしたから」

ここで話題の転換をし、幼少時へと話しを進めてみる。

医師：「初めてでしたか、……じゃ、お生まれになったところでは、ものすごく歓迎されたのでしょうね」

患者：「そうですね、父なんかは、母が入院しているのを良いことに、目出たい、目出たいと3日3晩飲み続けたようです。かなり、待ちに待ったところに生まれたと言っていましたね」
医師：「それじゃ、ものすごく歓迎されたのですね。ご両親にとって、待ちに待ったお子さんでしたから」
患者：「そのようですね、……でも、かなり厳しく育てられましたよ。小学校の頃も、帰りが遅いということで、家に入れてもらえなかったり、中学に入ってからも、部活で遅くなったり、同じ部員と喫茶店に寄って来たりしたら、ものすごく叱られて、夕食抜きだ！と言われ、私が、ごめんなさいと言うまで、ご飯を食べさせてもらえなかったことも有りました」
医師：「それほど厳しく育てられるほど、大事なお子さんであったのでしょうね。子供さんである、ご自身のことを余り考えられなかったなら、恐らく、完全な放任で有ったでしょう」
患者：「そんなものでしょうか？　その頃は、生まれて来たのが、間違いであったように思えましたね。厳しいばかりで、甘いところがないみたいでした。それも、家を離れたいと思った大きな誘因なんですよ」

医師：「……やはり、そうでしたか。ちょうど反抗期の真っ最中の子供さんによく有る光景ですね」

患者：「そうじゃないと思います！　もし、先生の言われる通りでしたら、あれほどまでに厳しく言われなかったと思いますが、……門限の厳しさは、当たり前のようでしたし、勉強時間の強要は、もっとひどかったですね」

医師：「そうでしたか、……しかし、その結果、現在は立派になられているじゃないでしょうか。失礼な話しですが、ご卒業された大学も一流と言われるのではないですか。そのような大学を選択出来、出られたというのは、ご両親のお陰じゃないでしょうかね？　一方的な解釈で、誠に申し訳有りません。お気を悪くしないで下さい」

患者：「いいえ、全く気にしていませんよ、先生がおっしゃるのでしたら、少し考え直さなければいけませんね。先生は、今までいろいろな方を診ていらしたでしょうから、先生のお考えには、是非、一考しなければいけませんよね」

医師：「そんな訳ではないのですが、ご自身、現在もなお、精神的には実に健康そうでいらっしゃいますからね」

患者：「そうですね、精神的には、今のところ病んでいるとは感じておりませんね。唯、気になるのが、頭痛と言いますか、頭の周りの違和感のような、痛みのようなところだけですから」
医師：「判りました、もう少し、お聴き致しまして、そのあと診察に移りましょう」

このように、『社会歴、ソーシャルプロファイル』を聴診することにより、問題点のみを探り続けるのではなく、健康な側面、触れなくても良いところを確認することへも、多大な情報を得ることが出来ます。

今回のように、生い立ちを思春期を手始めに、実のところ、『歓迎されて生まれた』ということを確認することが、今後の診療にかなりの影響を与えることになりましょう。なぜなら、歓迎されて生まれたからこそ、『自分を大事にする』、『自分の心へも目を向ける』契機になると考えられるのです。

『自分は歓迎されないで生まれた』と感じている人は、どうしても自分の心身の傷つくのを厭わなくなります。最近、若い人たちに診られる『リストカット』も、その現れでしょう。いろいろな世の中の悪しきこと、あるいは、自分にとって不愉快なことが起きるたびに、自分に傷を付けるようになります。自分を大事にしたいという気持ちより、自分に傷を付けることにより、『けじめを付ける』という気持ちになるようです。少し広がりますが、タトゥーや刺青を入れるのも、心の底を見ることが出来れば、ほとんどの場合、自分を傷つけて、ケジメを付けるという心理機制より来ていると考えられるでしょう。

それが、この患者のように、自らを傷つけることはなく、反抗期を終えようとしている姿には、むしろ、清々しい気持ちを感じるものです。

日常生活の状況についての聴診

この社会歴の聴診を終えると、あとは細かな最近の出来事だけになります。睡眠・排尿・排便・月経などについてでしょう。

さらに、可能であれば、性生活についても是非とも聴診したいものです。この側面についての聴診がなされないのは、大体にして、発達途上国のみか、あるいは、よほどの禁欲主義国だけということになりましょう。これらは、単純なことですが、医師の側から慎重に聴かねばならない内容であることには変わり有りません。それゆえ、事柄によっては、敢えて『機械的な質問』となることも避けられないかもしれません。

この点に関して、順を追って聴診してみることとしましょう。

医師：「大分、お疲れの様子ですが、夜よく眠っていらっしゃいますか？」

患者：「なかなか、寝付けないのです、それに、一旦、寝付いたと思っても、1時間ぐらいで目が覚めてしまって、全く眠った感じがしません」

医師：「それは辛いですね、その点に関しましては、昔のような、危険な睡眠薬を飲まれなくても、十分に眠られるように、お手伝いさせて頂きましょう」

患者：「……是非とも、お願いします」

医師：「何か御要望がございましたら、その都度で構いませんので、おっしゃって下さいね」

患者：「ありがとうございます」

医師：「次に、便の方は、毎日出ておりますでしょうか、大便ですが」

患者：「最近、どうも出が悪いので、バナナを毎日食べるようにしているのですが」

医師：「その結果は、いかがでしょう？」

患者：「だいたいですが、毎日か3日に1回は出ています。少し、硬めですが」

医師：「そうですか、余り出ないようでしたら、その点に関しましても考えさせて頂きましょう。尿の方は、オシッコの方はいかがでしょうか、出ておられますか、出にくいとか、出る時にしみるとか、あるいは、夜中に頻繁に出るとか……」
患者：「出る時に、時々、しみることがありますね、毎回ではないのですが、特に生理のあとなどは、しみることが多いですね。膀胱炎かと思いましたけど、そのまま治っていきますので、ほうっていますが」
医師：「治ってしまうのですね、膀胱炎じゃないかと思いますが、大体の方は膀胱炎ですと、痛みが進んでいって、オシッコが出ないのに、何度もトイレに行かれることは有りませんか、恐らくはないと思われるのですが。それと、余計なことかもしれませんが、生理の時は、若干、抵抗力が落ちることが有りますので、一時的に雑菌が増えて、膀胱炎に近い症状になられることも有り得ますね」
患者：「そうですか。でも、先ずは、そのようなことはないですね」
医師：「良かったです、特別なことがなくて、……排尿に関してと、尿に関しては、問題ないように見えますが、よろしいでしょうか？」
患者：「そうですね、問題有りませんから」
医師：「あとは、月経についてと性生活についてですが、お聴きしてよろしいでしょうか？」

患者：「よろしいですよ、特に問題もありませんから」
医師：「最初に月経についてお聴き致してよろしいでしょうか？」
患者：「はい、よろしいですよ」
医師：「一番最近の月経はいつ頃でしたでしょうか？」
患者：「先週の土曜日から始まり、水曜日頃に終わりましたね」
医師：「お腹の痛みとか、めまいなど有りませんでしたか？」
患者：「毎回ですので、もう慣れてきました。２日目あたりに、ものすごくお腹が痛くなります。月経の量もその日が一番多いようですね」
医師：「めまいもでしょうか？」
患者：「そうでした、やはり、同じ日に立ちくらみが有りますね。動くと、ふらっとしますので」
医師：「そのめまいと言われるのは、天井がぐるぐると回るのではないのですね？」
患者：「はい、立ちくらみのようなものですね」
医師：「そうですか、ある種の脳貧血のような状態でしょうね。生理のあとは、それもなくなるのですか？」

患者：「はい、日頃は、全く感じませんね」
医師：「月経の時だけの状態なのですね。日頃、突然立ち上がられた時とか、夏なんかで、暑い日には、同じことは有りませんでしょうか？」
患者：「ああ、そうですね、同じように、目の前が暗くなってしまうことが有りましたね。急に立ち上がると、ふらっとして、目の前が暗くなったりしましたね」
医師：「あとでその辺も調べてみましょうね、実のところ、自律神経の反応のようですから、自律神経失調症の疑いも消し去れませんね」
患者：「このような状態でも自律神経失調というのでしょうか？」
医師：「はい、……そのような状態を自律神経失調症と言いまして、その他には、余り、私どもとしては、診る機会はありませんね」
患者：「そうでしたか、自律神経失調と言えば、気が変になり、前後不覚になってしまう状態だと思っていました」
医師：「日本では、ご自身と同じように理解されている方が多いですね、……まあ、ほとんどの方が自律神経失調症状をお持ちですから、現代の社会で自律神経の症状を持っていない方を探すのが難しいですね」

患者：「へー、そうですか、そんなに多いのでしょうか。それでは、私の自律神経などは、軽い方ですね」

医師：「そうかもしれませんね、一般的によくみられる症状ですから、どなたにもみられても不思議では有りませんね」

患者：「それでは、私などは、いっぱい自律神経がありますね。突然、大勢の中にいるとめまいがして来たり、スーパーで、レジ待ちをしている時に、倒れそうになったり……」

医師：「そのような方が、一般的と思って頂いて結構ではないでしょうか。その中でも、どうしても辛いと思っておられる方が、われわれ、医者のところにこられるのでしょうね」

患者：「よーくわかりました、今まで、だいぶ無知であったようですね。これからは、少し勉強しなければいけませんね」

医師：「失礼ですが、日本人は、一般に目の前に大変な症状が来ないと勉強しませんからね。そのへんが、欧米人との違いなのですね」

患者：「そうですか、しかし、どうして、そんなに違うのでしょうね」

医師：「欧米人は、大陸の中で、常に周囲の国々の状況を意識しながら生活をして参りましたよね。そのため、個人においても、常に前もって、いろいろな事態に備えをしているのが当たり前なのです。これに対して、日本人は、島の中にいますので、その島の大きさも意識しないで、周囲の国々の状況に敏感になる必要がございません。そのため、日本人は、その場に症状という対象物が来ないと勉強しないのでしょうね」

患者：「そうかも知れませんね……本当に」

医師：「ところで、ご結婚されたのは、いつ頃でしたでしょうか？　もし、差し支えなければ、ご主人様との間について、お伺いしたいのですが。いわゆる、夫婦生活についてですが……一番最近は、いつ頃でしたでしょうか？」

患者：「そうですね、2週間くらい前でしたね。あまり良く憶えていないのですが」

医師：「そうですよね、……その時は、痛みとか、出血とか特別なことはありませんでしたよね？　それとも、何か変わったこととか？」

患者：「有りませんでしたね、憶えていないくらいですから。ただ、おりものが少し増えたように思えます。これ、毎回なのです。後のおりものが続くので、したくないなと思うことも有りますね」

医師：「かゆみなどはありませんか？」

患者：「もう慣れてしまって、これも当たり前のように感じますね、病気でしょうか？」

医師：「たまには、カンジダ症の方もいらっしゃいますので……」
患者：「ああ、それです、以前、婦人科で言われたことが有り、薬を付けた記憶が有ります、それと洗浄に通いましたね」
医師：「婦人病では、一番多いようですね。これは、ご夫婦ともに治療を受けられないと、いわゆる、ピンポンと言いますか、キャッチボールと言いますか、お互いに授受現象が出来てしまうことが有りますね。一度、ご自身のカンジダ症が治っても、次の夫婦生活で、ご主人のところに潜在していた菌が、再び、ご自身に感染するという現象ですね。ご主人様は、勃起時に傷がつきやすいという症状が有るだけで、あまり気づかれないことが多いのです。そのため、治療を受けられることなく、次の機会に、奥様に再感染されることになります。いつまでたっても終わりが有りませんので、お二人の治療を同時に始める必要があるわけですね」
患者：「そうだったのですか、全く知りませんでした。主人が、どこかの女性と関係を持ち、家に持ち帰ったとばかり思っておりましたので」
医師：「そのような誤解は、結構、方々でみられます。ただ、ほとんどの場合、黙って疑いながら過ごす方が多いのです。実際、性の問題について質問出来るところは、極めて少ないですので……大体にして、疑いながらもそのままにして過ごされることが多いですね……有る意味では、不幸なことではないでしょうか、専門家にお聴きになれば、直にも心が晴れるでしょうに」

患者：「そうですね、これまでは、そのようなことについては、確かめることもなく、放置と言いますか、我慢すると言いますか、すっきりしないまま生活することが多かったように思います」

医師：「そうでしたら、これまでの夫婦生活の回数も、かなり少なくなって来ておられるのではないでしょうか」

患者：「どの辺が、普通なのか分りませんが、私のところは、普通ではないかと思っております。実際には、正常な回数とか、一般的な回数など決まっているのでしょうか？」

医師：「あくまで、平均的という意味ですが、5千人の方々の統計結果は出ておりますね。かなり以前の統計ですが、大体20歳代のご夫婦の場合、平均的には15回くらいとなっておりますね。その後、30歳代で1～2回ぐらい減って、40歳代では、同じように1～2回ぐらい減って、同様に50歳代、60歳代と減少していますね」

患者：「そんなに多いのでしょうか、とてもついていけませんね。主人なんか、仕事、仕事の人間ですから、とてもとても、その半分も難しいでしょうね」

医師：「この数字は、その時代の状況を表す、ほんの一つの現象ですから、今日の社会に、そのまま当てはめるには、少し難が有るかもしれませんね。唯一言申せることは、先の調査が行われた30年前に比べ、確実に既婚者の夫婦生活の回数が減少していることです。

その代わりと言っては何ですが、女子・男子の初体験の年齢が大幅に低下しております。その為、結婚適齢期には、既に、若者の間では、飽きてしまっているのかもしれないと指摘する方々もお見えになります。唯、それにしても少なすぎる回数、……中には、全くない方も、年々増加傾向に有りますね」

患者：「そうかもしれませんね、結婚までに何人かの男性とお付き合いして、ものすごく熱烈に愛し合ったとしても、現実が現実ですから、生活をしていけないということで、結局、別れることになって、数回、同じことを繰り返しているうちに、子供が出来ちゃいましたので、致し方なく結婚したんですけど、どうしてもその人と一緒になりたいというモチベーションなんて有りませんでしたからね。

結婚後も、そんなにセックスしたいという気持ちにならないのですよ。以前の彼のように、どうしても一緒になりたいという気持ちが有りませんでしたから、唯、何となくずるずると今日まで来ちゃったみたいですね」
医師：「そうでしたか、失礼ですが、このままですと、少し不幸な気も致しますが、いかがでしょうか」
患者：「結婚て、こんなものだろうと思っておりましたので、不幸というより、最初から惰性みたいものですね」
医師：「ですから、少しでも充足感のある生活を送られた方がよろしいと思いますが、もしよろしければ、こちらでセックス・カウンセリングと言いますか、性の相談もお受け致しておりますので、ご遠慮なく」
患者：「そうですね、このままじゃ、ただただ、毎日を過ごして行き、更年期が来たら、それでおしまいという気がしない訳でもありませんので、お願いしておいてよろしいでしょうか？」
医師：「ぜひどうぞ、このような問題については、そう簡単に話し回れるものでは有りませんので、当方の性科学科で、お受け致すことに致しましょう。もちろん、カウンセリングをお受けするスタッフと、こちらにいらした問題についてのスタッフは、同じに致しますので、ご遠慮なさる必要はございませんので。余計なことかもしれませんが、私どものところで、性の相談を受けておられる方は、大体、５人に３人ぐらいですね。それだけ、現代は、いろいろな問題が表面に出て来ているということかもしれません。以前でしたら、口にされることもなかったことでも、当方では、容易に話して頂けるように配慮させて頂いておりますので、どのような疑問であっても、先ずは、口に出してみられるべきでしょう。ご自身が、――おかしなことではないか――と思っておられたことでも、実のところは、きわめて一般的なことであることが多いことがありますね」

患者：「頭の痛いのも、これと関連が有るかもしれませんね」

医師：「そこまで急がせないで下さい。そちらの方は、そちらの方で診察致しますし、その状況によっては、検査も必要になるかもしれませんので」

患者：「ありがとうございます、ここまで詳しく聴いて頂けるとは思ってもいなかったものですから、何か、すっきりしたように思えます」

医師：「ありがとうございます、それでは、これまでのお話をカルテにまとめてから、次に診察に入らせて頂きますので、少し、お待ち頂けませんでしょうか」

患者：「お願いします」

ここまでが、一般に言われる予診と言えます。ここまでの聴診を行いますと、大体にして、その方の病状のみならず、病理性（病気の原因）に近づくことが出来ると思われます。それほど、患者の口からの言葉には、重いものが有ると感じられるのです。これらの聴診（問診）で、患者の訴える病状のほぼ99％の病理性が、明確になります。その後に行われる聴診と触診は、これを補完する診療であると思われても全く構わないということになりましょう。

再び、次の章で明らかにされますが、聴診（問診）で明らかになった診療内容は、唯一の、患者の持つ歴史物語となります。どこからみても、他人とは明らかに違うはずです。それゆえ、欧米では病歴のことを、"his/her history（歴史）"と呼ぶか、"his/her life story（物語）"ということが多いようです。多くは、日本でいうカルテあるいは、診療録のことを"story sheet"というのが一般的なようです。

欧米での患者の病歴への理解は、『患者固有の歴史』、あるいは『患者固有の物語』ということになります。もちろん、この物語というのは、小説のように創作されたものではなく、個人の歴史を直接聴取により得ることの出来た、『ノンフィクション』物語ということになりましょう。

この物語が、その内容によっては、一人の患者の命を助け、あるいは、命を奪うことも有り得ることになりましょう。それほど問診としての聴診は、大切な診療行為と言えるでしょう。

これとは反対に、大切な事柄を聴診していなかったばかりに、患者にとっては、弊害の多い検査や薬が行われたり、処方されたりしたことも有ります。また、お話を聴くだけで、十分に診断のつくこともあります。そのような時の診察は、この言葉を補完する意味で行われることになりましょう。言い換えると、確定診断の確認のための診察であると言えます。それほど『聴診――問診』という行為が、重要な診療行為の一つであると感じて頂けると思います。

その九　患者の声を聴く聴診のまとめ

さらに、この聴診（問診）を通じて、人間である患者が、人間である医師に、唯、単に自らの苦痛を訴えるという単純な行為に留まらず、自らの人間性をもさらけだすことになると思われます。医師にとっても、患者の人間性を理解し、受け止めることなしには、唯、数語の主訴の訴えのみで十分に患者の苦痛の本質を理解し、対応の方法まで理解するに至ることは不可能ではないでしょうか。

苦しみを知る

人間の苦しみには、種類・深さ・広さの三つの要素を備えています。

種類から見ても、痛みが最も苦しいと感じる人、しかし、同じ人でも、痒みが耐えられないほど苦しいと感じるようになるかもしれません。また、また、同じ人でも、生きる喜びを失うと、他に比較の出来ないような苦しみに陥るかもしれません。憂うつな気分もその中に入るかもしれません。憂うつな気分ほど、深く広い苦しみはないかもしれません。その証拠に、痛みや痒みに堪え兼ねて死んだという人は、かなり稀にしか見られません。しかし、憂うつな気分というのは、人をして、生きる力さえもなくしてしまうことがあります。この憂うつな気分も、もとを正せば、痛みが初期症状であったり、痒みが初期症状であったりすることも稀では有りません。

最近の研究で、『うつ』の前駆症状に、『痛み』が見られることが明らかになり、同時に、そのような痛みには、一般に使われている鎮痛薬より、うつ病の薬である抗うつ薬が効果的であることが判って来ています。実際、うつ病の患者にも様々な痛みが見られることが有ります。その一つが、頭痛でしょう。日本人に限らず、人間が感じる苦痛のうち、もっとも多いのが頭痛であると言われています（現在、日本でもようやくＳＳＲＩやＳＮＲＩの鎮痛効果に関する治験が行われている）。

うつ気分は、抑うつ気分や憂うつ気分など、呼び名は変わっても同様の使われ方をしています。

ただ、不思議にも、日本だけでの現象ですが、統合失調症や統合失調感情障害と言われる、急性の精神錯乱状態に至るまで、『うつ病』あるいは、『うつ病の延長』として理解されていることが多いようです。それだけ、日本の精神医学への理解の乏しさを表しているのかもしれません。

過去に、今日では『統合失調症』と言われる疾患を『精神分裂病』と『単一の病気』として診断されて来たことが有ります。いま、ここでこのどちらが正しいかを論じるのではなく、誤解ではなく非常識きわまりない理解をしていた医学会の長老がいたことを紹介致しましょう。

何代か前の医師会長でしたが、国会議員に向けて「お前たちは、精神分裂症と同じである。

精神分裂症というのは、一貫性がなく、いい加減なことを、正しいように言い張るのだよ。お前たちは、この精神分裂症だ」と、公の発言を行い、これがそのまま新聞に掲載されたことが有りました。医学医療の専門家であるはずの医師会長の発言が、当時、〝精神分裂病〟と呼ぶのが一般常識であったにもかかわらず、分裂症と表現したのです。しかも、差別した言葉遣いで、精神病者をあたかも論理に一貫性のない、人格的に劣っているがごとく発言したことが有りました。

このことについては、不思議にも、一般の方からも専門家からも異論も苦情も出なかったのですが、この発言を正当化するがごとく、この発言をきっかけに、精神病者への差別用語として〝精神分裂症〟という言葉が、あたかも病名であるがごとく扱われるようになっていきました。その結果が、訳の分からない表現である『統合失調症』として結実したのです。もちろん、読んで字のごとく、『精神分裂症』というのは、有る無しにかかわらず、症状名でしょうし、精神分裂病は、然るべき診断基準を満たした『病名』であります。ここまでも、症状と病名とを混同するという失態であったのですが、無知ゆえか、長老としての絶対権力者の発言であったためか、疑義を申し述べる人は一人としていなかった事態を、若き医師として記憶しております。

いずれにしても、医師会長が、精神病者を差別扱いするような発言をするなど、とんでもない事態が起きたのでした。さらに、この人たちは、うつ病とこの〝精神分裂症〟なる有りもしない症状群と同列に考えていたようです。

医学医療のトップに君臨する人が、このような理解不足とも言えない、医療従事者としての品格、資格を問われるような発言をしていた歴史も有りました。

それゆえ、一般の方々であれば、当然、ちゃんとした教育を受けない限り、うつ病とはどのような病気であるのか、今日言われているような『心の風邪』であるのか、これに対して、『統合失調症』は、身体病では、癌のように大変な病気なのか、それともうつ病と同じ病気なのか、さっぱり判らなくて当然であろうと思われます。

同じような歴史は、今日もなお続いており、「身体病であれば、安心。精神を病めば、恥ずかしい」と、日本独特の、病気にまで価値評価が一般にも根ざすようになっているようです。

専門的なことは、専門書に委ねるとしても、今日、ほとんどの病気と言われる病気が、もとを正せば、ストレスが原因であったり、心の悩みに由来していたり、子供の時の扱われ方に関連性が見られたり……と、精神・心・ストレスと無関係な病気を見つけるのが大変なくらいになっています。ここで、参考のために、幾つかのストレスや精神由来の病名だけ紹介してみましょう。

一番多いのが頭痛でしょう。脳腫瘍由来の頭痛は、専門医の間では、頭痛と呼ぶまでもなく、改善しない激痛がほとんどですので、鎮痛剤で改善する頭痛は、先ず、ほとんどがストレス性と言って間違いないと思われます。このような状況を心身症症状と言います。

つまり、「あいつの存在が頭痛の種なんだよ」と言われる、ストレスがもとで、身体に症状を引き起こしたということです。もちろん、このように因果関係の判る単純な症状から、癌のように、ストレスが遺伝子をも変えてしまう病気も有ります。長期間であれ、突然であれ、ストレスによって遺伝子が傷つけられ、その結果、細胞分裂の際に、正常な健康な細胞にならずに、自分を攻撃する、自分を食べ尽くしてしまう癌細胞へと変化することもあることが、一般的に知られています。ストレスに関して日本人は、軽く考えがちですが、既に、30年以上前に『癌とストレス』についての研究にちゃんとした結論が出ています。つまり、『ストレスが確実に癌の発生に関与している』ということが、一般に認められるに至っています。

これに対して、日本では、どうしてもストレスというと「唯の気分的なものだろう」と考えがちです。このような考え方が、医師という専門家にまで浸透していたため、ストレスに対する対応が遅れていると考えられます。

結局のところ、医学的な先進国あるいは、先進地域では、『ストレスと病気・不健康』とは、切っても切れない深い関係に有ると考えられるに至っています。

そのため、今日では、聴診たる問診において、避けて通ることの出来ないのが『ストレスと現在の病状』ではないでしょうか。

これらを十分に念頭に入れ、聴診を行った上で、やっと患者の身体に触れることが許されるのです。ここまでをおろそかにすれば、それ以上に身体に触れる診療行為が増えることは明らかでしょうし、それだけ患者にかける負担が増えることになります。

しかし、患者にかける負担が増加したと言っても、決して同じだけ医師への負担が増える訳では有りません。その点に関しては、次の章で語られますが、海外の医学的先進国では既に論議をしつくされ、結論の出ていることですが、日本では問題にもなっていない『CTスキャンによる検査』です。

このCTスキャンは、検査を受ける患者だけが、大量の放射線を浴びる検査室に入れられ、その他のスタッフは、放射線の全く入らない鉛で出来たガラスや壁で遮蔽されたところで操作を行います。そのため、検査が長引くほど、回数が増えるごとに、患者の被曝放射線量が増えて行きます。

良く似た現象に、現在でも問題になっている、福島原子力発電所の事故が有ります。現場で、事故処理にあたっている作業員は、どれだけ厳重な防護服を着ていても、放射線が強いためと多量のため、被曝は防がれないということでした。これに対して、この作業を指示している東京電力の幹部連中は、全く放射線の届かないところにいます。そのため、どれだけ大量の放射線が出ていようが、幹部職員が被曝することは稀ということです。稀と表現したのは、住民や世論の非難を何とか紛らわせる為に、時々、幹部社員が現地入りすることがあります。

しかしながら、現地入りしたと言っても、先ず、現場に近づくことはなく、遠く離れた安全なところで、現地の住民と話し合って、彼らの怒りを紛らわせるような行為を取るだけです。あれほど大量の放射線量を浴びたと報道されながらも、手法や技法は全く進歩することなく、同じように現場作業員は被曝し続けていることになります。

まさにCTスキャン操作室にいる医師やスタッフと被曝し続けている患者の関係とは、

東電の幹部職員と現場職員の関係に酷似しています。

このように患者と医師・スタッフでは、まったく反対の立場にいるという認識を持つ必要が有りましょう。誰も好きで放射線の被曝を受けることはないと思います。この点では、CTスキャンを医師の指示で受けている患者操作室も、東電福島の現場作業員も同じではないでしょうか。

ここで、東電福島のメルトダウンの現状と危険性について、今更、説明する必要はないでしょう。事実は一つ、「何百年もの間、地元住民、現場職員を苦しめ続ける」ということでしょう。

欧米の医学利用の先進国では、既に数十年前から、CTスキャンの過剰検査への警告を出しています。その甲斐あって、CTスキャンのような放射線を人間に照射する危険な検査は、日本の市立病院クラスの1ヶ月間の回数と、先進国の一国で行われる回数とほぼ同回数となっているとの発表が有りました。

反対に申すならば、日本は、不要な検査であり、人体に危険を及ぼす検査を、全く患者へのリスクを考えないで、乱診していると言えましょう。

この後に提言します、副作用のない、弊害のない診療方法が行われれば、何も危険を冒してまでCTスキャンを行う必要もないということになります。

有る意味では、日本の臨床医療現場では、かなりの発達途上国と言えるほどの医療が行われていると言えます。

ついでと言っては何ですが、もう少し、細かいところまで検索致してみましょう。医療機関では、日常的と言われるくらいに血液検査が行われています。それだけ、人間の心身の状態が血液で判断が出来るように発展して来ていると申せます。気分が悪い時のホルモンも、血液検査で判断が出来る時代です。また、癌も、先ずは血液検査で発見出来るようになって来ています。血液検査では、ただ現在だけでなく、未来の起こりうることまで判るようになっています。それほど、血液だけで人間の状態が判断出来るようになって来ています。

しかし、未だに、全く変わらないのが、血液検査の時の注射針の太さです。最近では、一つの県に23カ所程度の医療機関で、極細の針を採血時に使っていると言われていますが、現実では、県に1カ所有れば、かなり多い方であるとのことです。採血する時の針が細ければ、それだけ痛くないはずです。愛知県でも2カ所極細針を使用していたと聞きますが、現在は、1カ所だけと言います。医療機関が言うには、「極細で採血しても、患者から料金を取れなくなった」というのが、最大の理由であるようでした。可笑しいことに、もとより診療の技術料が支払われるはずなのですが、針代もその中に包含出来ないのでしょうか。

結局のところ、「注射や採血は、痛くて当たり前」という結論に至り、痛みを軽くするような配慮を医療機関が負担してまでも行う必要がないということになりました(決して、当方の採血や注射の時の針が極細になっていることを自慢するつもりは有りませんが、「痛くて当たり前」という哲学には、どうしても同意出来かねます)。

このように、注射針の細さ（太さ）論議まで必要なのが、日本の医療中心社会の問題の根源と言えます。いかに発展したとはいえ、決して、先進国並みの医療水準ではなく、医療従事者が少しずつ勝手なことを言いやすくなるまで、進歩したと言えましょうか。隣国である米国であったなら、確実に訴訟に至っている医療ミス、医療モラルの問題が、厳然として常識としてまかり通っている現状のようです。

しかし、このまま日本の医療水準の問題点を挙げ連ねるのが、この本の目的ではなく、より良い医療を受けて頂く為の、より良い医療水準を提供する為の本です。スキャンダラスな内容は、別の機会に譲るとして、元の課題である『聴診』に戻ることに致しましょう。

次の章での『聴診』は、従来の通り、聴診器を使用した診療も有り、直接、耳を近づけての聴診もあります。ちなみに、打診も聴診の中に入っても構わないのではないかと思い、次章で紹介することに致しましょう。

第2章　先端医療機器依存に陥る日本の医学医療の危機的状況

その一　先端医療機器導入による医学医療の変化と患者の被曝被害

――日本で聴診など身体に触れる診療が軽んじられるようになった歴史

1960年代後半から1970年代初頭は、人間の身体の内部が居ながらにして見ることの出来るCTスキャンが、まっ盛りの時期であったようです。もはや、「患者の身体に触れて行う診察などは、無くなるであろう」と、言われた時代でした。それは、世界で唯一の被曝国である日本での出来事とは信じられないくらいの依存性でした。

経営的に裕福な民間の大学病院や基幹病院は、こぞって購入し、宣伝したと言います。このような現象は、最近経験されたPET／CT以上の持てはやしようであり、「医学診断法の歴史を変える」とまで言われていました。なにしろ、身体をメスで開くことなく、居ながらにして、身体のすべてを輪切りにした状態で目に出来る診断機器であったのです。

当時の医師は、「ＣＴスキャンさえあれば、どのような悪性の腫瘍が潜んでいても、目で見つけることが出来る」と、息巻いたのでした。さらに、血管から造影剤を注入して、細かい血管を映し出せば、発見が困難であった脳動脈瘤などの血管の病気はもとより、血管の走行を邪魔している腫瘤や出血した血液の塊なども容易に映し出され、脳に始まり、首、肺、……などなど、すべての臓器を診ることが可能であったと信じられていたのです。

以来、本邦のＣＴスキャンの乱診時代が始まったのです。その頃は、患者の放射線の被曝など問題にもされないくらい、神の目のごとく『完全な』な診断機器であったのです。既に、第２次世界大戦で、広島と長崎で、「これ以上の悲惨な兵器はない」とまで認識されていた核爆弾であったのですが、被害者となった当の日本人は、どこ吹く風とばかり、放射線や放射能を浴びるだけ浴びさせる診断機器である、ＣＴスキャンを患者に使い続けたのでした。このような風潮は、現在もなお同じように続いています。

しかし、このような悪しき現状に対して、第２次世界大戦では、むしろ加害国であった欧米からの忠告が出たのです。ただ、警告を警告として受け止めていないのが、日本人の鈍感なところでしょうか。あるいは鈍感さを装い、弱者たる患者に被害を与え続けているのでしょうか。

欧米諸国から日本の医師へ、「論文を英文雑誌に投稿する時は、先ずは、医師が自分の手、目、耳などで直接確認した所見を詳細に記載していない限り採用にならない」と、ほとんどの一流紙といわれる臨床医学雑誌の編集部から警告が出されたのでした。

この警告を世界中で最も英語理解に弱い、日本の大学医学部・医科大学教授たちが理解したつもりで全日本に出した結論が、「日本の医者は、検査が少なすぎる。もっと視覚に訴える写真を多く掲載しない限り、推薦状は書かない」などというものでした。

当時、医学部の学生の１ヶ月の生活費が１万円であった頃、１万５千円前後の検査料が要求されるＣＴスキャンを使いまくったと言っても言い過ぎではないでしょう。当然ながら、患者の受ける被曝線量の増加は著しく、ある大学病院では、医師・検査技師よりも多く被曝していたという報告が有りました（当時より、医師・検査技師などは、完全に放射線を遮蔽する鉛板で囲まれた部屋で操作し、患者のみが放射線の被曝を受けていたのです）。

しかしながら、一向に英文論文が採用されず、遂には、大学の教授などの集まりで「日本が、医学医療のトップの水準になってしまったので、僻み根性で、日本からの投稿論文を収載しないのだろう」と、恐ろしい考えを持つに至っていました。

しかし、英語に堪能な医師が雑誌編集委員に問い合わせたところ、「実は、本当に困っています。先ずは英語をしっかり勉強されることでしょう。そして、医学の基本である、患者に与える負担を最小限にとどめるという点について、日本の論文は、余りにも稚拙です。絶対に行わなければならない、視診・打診・聴診・触診の所見を記したところが、1カ所も見られません。論文を書いている医師は、診療を行わないのですか？ もし、そうであれば、他人のデータの流用になりますので、なおのこと収載する訳にはまいりません」ということでした。

しかしながら、これだけの助言を貰っても理解出来ないのが、今まで「日本の医学医療は、世界一の水準である」と信じて疑わない医師たちでしたが、彼らはさらに検査の回数を多くしたのです。特に、視覚に訴える、しかも放射線を使った検査を第一と考え、さらに細かく、画像を詳細に残すことを試み、日本人のＩＴの粋を集めたＣＴスキャンの改良版をつくり、画像を細かく分析出来るように、写真を多く撮るようにしたのでした。なおのこと、欧米の一流医学誌であればあるほど、日本人医師の論文を収載することがなくなってきたのでした。

当時の日本人医師たちの論文の中には、全く〝人間たる医師が、人間である患者を診療〟

した所見が記されなくなっていったのです。論文の中には、豪華絢爛の放射線を大量に患者に浴びさせた写真が増える一方となったのです。より詳細に、この写真を分析する紙面を多くし、この写真に関しての考察が増えるようになったのです。

このような現実であれば、なおのこと収載される原稿は少なくなる一方でした。欧米の一流紙に収載されない限り、誰も日本人の研究を振り向くこともなく、海外との交流も、もとより少なかったのが、さらに少なくなっていったのです。やはり、この傾向は、現在も同じように続いています。

ＣＴスキャンに加え、放射線こそないが検査料金の高いＭＲＩ、さらに検査料金の高い放射線による検査法であるＰＥＴ／ＣＴ（ポジトロン電子による断層撮影法）も増えるに至っていったのです。ここまでこれば、ＰＥＴ／ＣＴ写真や映像を読み、診断を下すには、相当の時間を必要とするため、飽き症の若き医師たちからは、敬遠されることも多くなって来たのでした。

これに伴い、先端医療機器は増える一方で、画像診断に頼る医師も増える一方でした。その中で、重大な臨床的な医学医療の発見をする医師も増えて来たのですが、やはり、投稿原稿には、視診・触診・聴診・打診など、最も基本的であり、もっとも患者への負担や弊害の少ない診察による診断は増えることはなかったのです。

その二　日本独特の臨床医療評価（欧米との医療行為への評価の違い）

このような中で、世界に取り残された形となったのは、日本人医師の先端医療機器依存症者のみであったのです。欧米の医師は、もちろん、日本に比べ、形に残らない医療行為への評価の高いこともあろうが、同時に、先端機器に頼らない診療法・診断法の技術的な向上には、今日の日本など比較にもならないほど、高度になって来ています。これに関しては、今更、ここで記すこともなく、数十年前の日本の医師も欧米医師と同様の診断技術・能力を持ち合わせていたのです。言うまでもなく、この技術・技能は、聴診器とその他視診・触診・打診などであったのです。そのように皆、同じ出発点から、同じ医療を互いに協力しながら、技能をあげていっていたのです。

しかし、ある時から突然、欧米医師と日本医師は、まったく違う道を歩いていたのです。欧米の医師は、従来の技術・技能に加え、新規の医療機器が作られるたび、それなりに、参考情報として使用するようになっていきました。もちろん、欧米での医師への技術・技能評価は、変わらず、むしろ上昇するくらいでした。これに加え、先端医療機器をマスターすれば、それだけ判断料が追加されて来ています。医療機器による検査が増えればそれだけ、患者への説明が増え、診療時間も延長せざるを得なくなっているからです。

これに対して、日本の場合は、新規に医療機器が診療に利用されればされるほど、説明料はもとより、それ以前の診療に費やされる時間に行われる診療への評価が激減していったのです。

一つ、単純な例を紹介しましょう。40年前に、１時間程度４４００円もの高価な医療費が支払われていた『精神療法』が、今日では、同じ時間であっても３３００円の支払いとなっていたのです。しかも、40年前には、然るべき精神療法の技法を学んだ医師のみに支払われていたのでしたが、今日では、研修医を終えたばかりの医師でも、40年～50年間修行をした医師であっても、同じ金額の診療費しか支払われないのです。それにも関わらず、先端医療機器を使用しての『診断』には、高額の判断料が支払われるのです。しかし、可笑しいのは、医師が患者に行う『説明料』には、１円たりとも支払われません。さらには、先端医療機器という、かなりの経験と修養の必要な『医学的判断』であっても、研修医もベテラン医師でも同じ金額が支払われるのです。

これを、『不思議』という以外に、何が不思議と言えるか判らないのが、この文章を書いている著者なのです。さらに、同じように、聴診器を使った診療や、打診・視診・触診などには、一切の料金評価が行われなくなってしまったのです。それゆえ、日本人は、『精神療法』や『心理療法』、『検査結果の説明』、『診断への説明』などのように形にならない診療は無料と考えている人がほとんどなのです。

一つの例として、『検査結果』の説明が行われ、その結果、『心理療法やカウンセリング』が行われ、『薬剤は必要ない』という診断がなされた場合、患者は、受付で次回の予約日と時間を決めるだけで、職員が『今日のお支払いは、……』と話し始めると、『今日は、何も貰っていないから無料でしょ』と、さっさと帰ろうとする患者がほとんどなのが現実です。同じ行為が米国で行われると、確実に『詐欺行為』あるいは、『窃盗』として、警察へ緊急連絡されるでしょう。

同じような出来事で、患者から診療所の医師に容易かつ頻繁に電話がかかって来ることがあります。その電話に出ることが出来なくて、出ないと『診療拒否で訴えてやる』となり、医師が電話に出ると、その時間が何時間になろうとも、料金を請求すると「何も貰っていないのに、唯、相談しただけなのに、お金を要求するとは、詐欺行為だ」と、公的公務機関（警察や厚生労働省）に訴える人もいるくらいです。

このような行為を、欧米で行うと、患者が名誉毀損と詐欺行為で告訴され、確実に高額な罰金を課され、高額な慰謝料を請求されるでしょう。

日本人の価値評価感と欧米の価値評価の違いとして片付けられるのか、それとも、日本独特の評価対象への価値評価の絶対的な違いがあるのでしょうか（ここで精神療法というのは、決して専門的な精神分析療法などではなく、一般に『ムンテラ』と言われる、言葉での治療です（ムンテラとは、ムントテラピイ＝口での治療……言葉による会話を中心とした簡易精神療法）。

他方、欧米諸国と日本の医療事情のこれほどの差は、日本の国家の医療技術への判断や評価と無関係とは言えないでしょう。今日の医療行為への評価は、国家が決定していますので、医学界がどれだけ足掻こうとも、一度、国家によって医療行為への評価額が決められると、２年間は、そのまま続きます。その結果、今日では、先端医療機器を使用した時の患者への説明の一定の料金評価は、『判断料』として、高額な料金が認められていますが、先ず、患者への負担を低く保ちながら、医師の熟練により診断・治療へと結びつけられる『聴診・打診・触診・視診』などへの評価は、ほとんどゼロといっても言い過ぎではありません。もちろん、それゆえ、第1章で取り上げた、患者の様々な訴えのみならず病理性を疑う事柄を『聴く診療』も、先ず評価されていません（日本では、全く無料ということになり、欧米では、日本円にして5万円程度に評価されています）。

そうなれば、当然、ほとんどの医者は、患者の『主訴』だけを聴いて、後は、検査漬けにするだけでしょう。もちろん、かなりの熟練を強いられるCTスキャンによる診断についても、研修医生活を終えたばかりの医師と、20〜30年のベテラン医師とでは、天地の差があるのはいうまでもないことです。しかしながら、国家の決めた医療技術への評価は、まったく同じなのです。

国家は、「『平等性』を大切にするからである」と言い訳しますが、果たして平等なのか、疑問の残るところではないでしょうか。このような世論作りの中にいる医師には、「研修医を終えたら皆同等のスキルがある」と勘違いすることもあり、現場での指導に難儀している指導医も少なからずいるようです。

研修医を終えたばかりの医師は、「CTスキャンなんかの検査は、誰が読んでも同じだから、平等で当然なんだよ」と申されますが、実のところ、先輩の指導医が「脳梗塞所見が見られますが」と、一言付け加えますと、「あっても、なくても関係ないでしょう。脳梗塞の所見なんてないのに、あると言われるには、私に対してひがみでもあるのですか？」と、返ってくるのが最近の研修医を抱える一般的な臨床現場であると言います。これに対して、研修医となる為の試験を実施し、極めて合格が困難である、いわゆる、上位クラスの研修施設では、「この中に二つもマイクロ（微細）梗塞があります。通常は、特別な症状はないのですが、たまに足が吊るような、けいれんですね、そのような症状が見られたりすることもあります。唯のカラスガイと思われていることも多いので、実際に脳波にけいれんの所見がある方もおられますが、まったく検査所見には何も見られない方の方が多いようですね。ただ、バルプロ酸ナトリウムのような抗けいれん剤で治る方もありますね。何も症状がない時には、一応、隠れ脳梗塞として観察するのが基本です」という詳細な説明と治療法が提示されるはずです。

これが本来の病院あるいは、医療機関での研修医への基本的な説明というものになります。この説明を聞いて初めて、自らの未熟さを知り、無知を悟ることが出来るのが然るべき研修施設となります。

もちろん、研修医もこの説明を真摯に受け止め、二度と同じ見逃しによる誤診を招かないように、指導医の言われる通りに、研修に励み、同時に、指導医に対しての敬意を払うようになります。

著者は、決して、上下関係の存在を強調するつもりはありませんが、現実的には、明らかに指導医からは、指導するだけの、単に医療技術に留まらず、医の心にも熟練していることを学び、理解し、自らのものにしていく人のみが、医師として然るべき権威を持つ資格があると思う次第です。

こうなりますと、指導医の説明は、然るべき疾患の存在を『隠れ脳梗塞』として明らかにし、愚かな研修医は、『健康である』と診断してしまうのです。まさに、研修医の大きな誤診となります。

しかし、今日、指導医に従わない研修医あるいは、指導医に反抗するばかりの研修医が増えていると言います。さらに、一度、指導医が注意すると、二度とその指導医とは顔を合わせない研修医もいると聴きます。

極端とは思いますが、指導医から「患者さんに挨拶して、自己紹介をしなさい」と言われるや否や、研修施設から出て行ってしまい、他の研修施設を選び始めたということがありました。たまたま、これは女性の研修医でしたが、男性であっても変わらなかったのではないかと思います。

付加的ですが、この女性の研修医は、「精神科だから聴診器は必要ないと思って、持ってきませんでした。いけませんか？」という言動も見られました。

すべての医師が、先のような不遜にみられる研修医や医師ばかりとは思えませんが、いろいろな臨床場面で、あえて先端医療機器を使用するまでもなく、医学を修得した医師の五感で十分に診断出来る方法として、以下の聴診などを紹介して行こうと思っています。「今更、聴診器を使うまでもなく、エコーで十分」と考えていらっしゃる先生方にも、是非とも医師として習得して頂かなければならないと思い、再度、元に戻り、聴診・打診・触診・視診の有効性についての説明を行うことになります。

その三　日本の医療評価の特殊性

ここでもう一つ、医師の経済原理と患者の経済原理の違いについて、一考しておく必要がありましょう。

近年の医師はいざ知らず、国際的に認められた基本的医療理念に則った医療行為とは、

「最も安全で、最も的確な方法で、最も詳細に、最も安価な作業での診断を行う」のが、本来の医学医療を基本とした臨床医学とされます。そして、これを的確に行うのが然るべき医師ということになりましょう。

先に記しましたように、然るべき医師のみが、然るべき医療を行い、その結果得られた世界へ発信すべき情報を記すことが出来、その結果として、欧米の一流雑誌に収載されるということになります。

もう一度言い換えるなら、欧米一流医学雑誌に採用され収載される為には、「人間である医師が直接行うことの出来る、十分な聴診・打診・視診・触診の所見を詳細に掲載する」という基本的な所見を記載し、「患者には、もっともリスクの少ない血液検査所見から得られるかなり多くの情報を詳細に分析し、これを記載する」「一般的には、これらを十分に満たしておれば、これに関する考察で十分である。しかし、あくまで画像が必要となる場合にのみ、エコー、単純X線映像の順に掲載し、報告ケースが放射線を多く浴びるような体験は、最小限にとどめられたい」というのが、欧米の一流医学雑誌の収載条件であり、欧米における一流かつ先端医療の基本的な理念となっています。

著者である私の知る所によりますと、丁度、英文医学雑誌の査読員を行っていた頃

（２０００年から２０１０年頃）、やたらと写真の多い論文を投稿するのは、唯一日本人であり、当時も今も、肉眼的写真ならいざ知らず、放射線を使った写真映像のある論文は、第一番に選外となっていました。査読委員長の言によるならば、「医学医療の基本は、患者が中心であり決して研究が中心になることは有り得ない」「然るべき研鑽を積んだ医師が、自らの目、耳、触感で得た所見こそが、患者の現状を最も正確に表現するものである」ということでした。

この理念というか考え方は、今日もなお厳然とした収載基準として提示され続けています。この点を見る限りにおいてさえも、先端医療を担う欧米諸国においては、なおのこと、聴診・打診・触診・視診を診療の基本としていることが判ります。

さらに、日本の医師は、どうしても診断を下す時には、先端医療機器における所見を根拠にするものは、いかに精密なものであれ、所詮は参考資料であるという認識がありません。「診断とは、人間である医師が、人間である患者に直接触れることにより得られた情報の集積により導かれた結果を言語で表した共通所見である」という定義があります。単刀直入に言いますと、「医学的な診断というのは、医者が、自分の目や耳と鼻、そして手の触感を使って、直接患者に触れることにより診断する」というのが初歩的・基本的な医学的診断法ということになります。要するに、初歩的な診断法も行わないで、CTスキャンやMRIなどの先端医療機器による診断を行うというのは、「医師という専門家がいながら、その専門医の任務を行わず、自らの行うべき最も重要な責務を機械に委ねてしまう、医者としての業務放棄である」ということでしょう。

ここまで何度も同じことを別の表現法で説明して来たのですが、実のところ、日本の医師たちは、これだけ同じことを繰り返して表現しても、あるいは、欧米の医学雑誌のように警告しても、一向に理解出来ないのが現実です。

最近もよく聴く新任医師の雑談話しですが、「このまえに投稿した論文だけど、いまさらCTスキャンなんていう古くさい画像診断機械じゃなくて、詳しく説明する為にPET／CTの画像をかなり多く使ったのに、あっさりリジェクト（拒否）されてしまったよ。これって、人種差別をやっているんじゃないか？　英語には自信があるんだけどな……」と。

実のところ、このように「あっさりと収載の拒否」を受けるのは、既に、その医師の医学医療への基本的取り組み姿勢に対しての『拒否』の態度を示しているということを、日本の医師はまったく気がつかないようです。

第3章　医師の基本的臨床医学への取り組み姿勢の変化

その一　臨床医学・医療の基本的取り組みについて

先に紹介した医師の医学・医療への基本的な取り組み姿勢に従って行う臨床行為について、具体的に紹介していくことにしましょう。

既に、患者の声を耳で聴く聴診（問診）が、十分に行われた患者には、その患者の全体的な病状を知る為に、『診察』が行われるのが一般的です。

診察に入るときは、先ず、身体的であれば、患者が最も苦痛を感じているところの診察から始まるのが常識的です。患者は、一番辛いところを治してもらいに来ている訳ですから、「その部分にどのようなことが起こっているのか、どうしたら治るのか、どうして貰えるのか」が、一番の関心事です。よく初心者に見られる診察の手順ですが、これを系統的に行うのが合理的であり、最も患者の苦痛を軽減出来ると信じている医者がいます。

もちろん、とんでもない誤解です。人間は機械ではないので、このような考えは、もとより合理的でないのが人間です。

例えば、ある患者が手首に痛みを感じて来診していたとしましょう。系統的には、手首の神経の原点は頚髄（首の神経）にあります。それであるからといって、手首を見もしないで素通りして、首の方ばかり検索しておれば、患者は、もちろん、不信に思うでしょうし、また、原点に戻り、サービス業としての医師のとる行動ではないことは、言うまでもありません。

当然ながら、『痛い』と感じておられる手首から摩るように、柔らかく診察を始めるのが基本的であり、常識的診療サービスのあり方でしょう。

如何なる場合であっても、先ずは、患者の最も著しい苦痛を訴えるところからの診察が優先されるべきでしょう。もちろん、患者の訴える苦痛、痛みの部分が、医学的に合理性を欠くところであることも稀ではありません。『痛みを訴える身体の部分』に、一般的には、痛みを感じる感覚神経が通っていないこともあります。しかし、診療とは、そのような医学的に合理性を欠くところであっても、診なければならないのです。

一つの例として、『幻肢痛』という病気があります。この病気は、何らかの原因で、手や足が切り取られた状態であり、既に無くなっている四肢であるにもかかわらず、無い足が痛むのです。痛みを訴える本人も十分に『自分の足は切り取られて、既に無い』『自分の手は切り取られて既にない』と、知識としては十分に判っているつもりであっても、その『無い足』や『無い手』に激痛が走ったり、鈍痛で悩まされたりするのです。

診療の基本から行きますと、『無い足』『無い手』を診るということになります。無いものは、無いのであり、決して見えるようにはなりません。まさに『幻の足や手』ということになります。

医師の側からは、「見えないところを診るなんて出来ない」、「無いところが痛くなることは有り得ない」と言われるかもしれません。しかし、「痛いのは、痛い」のが現実なのです。従来は、このような患者の訴えを『妄想』として考えられていましたが、実際、脳には記憶された足や手の実像が、切断されたのを契機に、『痛み』を発することにより、「自分に危険が迫っており、危険が現実的な切断となったため、その現実を自分に知らせている」ということが判って来たため、脳への治療・心への治療が現実に効果を上げたことを契機に、然るべき病気として認められるに至ったのです。それゆえ、『無い足』あるいは、『無い手』の診察から始めるのが、基本的診療の開始であると言われています。

それでは、「目に見えない身体の一部をどのように診るのか」と言われるかもしれませんが、医師の目に見えるところだけが患部であると考えるのは、医師の認識不足ではないでしょうか。患者の側に立つと、痛く感じるところは、『足』であり、『手』なのです。このような場合、決して、一方的な見方や判断を下すのは危険であると思われます。これは、見聞きするだけでは、『妄想』として放り出すのが関の山でしょう。

先ずは、患者の立場に立った、心を理解しないと一歩も進みません。「目に見えないが、痛くてたまらない足や手」の痛みを共通のものとするには、医師としては、先ずは、その『無い足』を『さする』ことから始めるべきでしょう。ただ『さする』だけではなく、「この辺が痛いのでしょうね」と、痛みを共通のものとするような努力をしているように振舞うことも必要でしょう。

もちろん、ここで脳の機能と『幻肢痛』のメカニズムを説明するなどは、愚の骨頂。痛いと訴える足を優しくさすってみれば、患者の方から、そのあとどのようにしたら改善するかということを教えてくれるはずです。

（ちなみに、最近の外科系の処置は、切断された四肢は、『つながない』のを原則としておられるようで、私たちが過去に、救急医を行っていた時のように、10時間以上もかけて、切断した手を、動脈・神経と縫合し、そして筋肉や腱や靭帯を縫合していた時代は既になく、古き医学医療の時代と言われます。

それでは切断された四肢は、一体どのように治療されるのかを外科系の先生方に聞いて参りました。「切断したものは、捨てるしか無いね。血管や神経を繋いだからといって、繋がる可能性も少ない訳だし、かえって、患者に期待を持たせて、結果が思わしくないからといって、告訴されたんじゃたまらんからね」というのが大方の答えでした。

「先ず、動脈を縫合しながら、同時進行で神経を縫合していく、そして、その他の結合組織を繋いでいく。最後に、ギプス固定し、1ヶ月後に開放し、リハビリテーションを行う」のは、合理性に反しているということでした。「苦労して神経をつなげても、指が1本動かないだけで、手術の失敗として数千万円要求されるんじゃ割が合わないよ」ということでした。まさしく、時代に逆行した現実を見た気がしました。）

視診

既に、問診としての聴診を終えているので、大体の視診は終わっているはずであるのですが、再度、確認するという意味合いも有ります。

ここまでには、かなりのところまで目で見る視診が行われていると思います。もちろん、肉眼でみる視診と、心の目で見る視診も同様に行われなければなりません。また、患者の心も見る必要がありましょう。視診というのは、見えるものすべてであり、見えないものまで見るのが本来の技能と言えます。

視診を行うのは、先ずは洋服で隠れた部分を除いてしっかりと目に焼き付ける必要がありましょう。その後に、やっと洋服で隠れた部分を見ることになります。しかし、現実問題としては、然るべき修養を積んだベテラン医師であれば、通常で見られる部分を視診で見ただけで、十分洋服で隠されたところの変化まで推測出来るようになります。しかし、ベテランであればあるほど、推測で終わらせるようなことは行わず、然るべき目で、洋服に隠されたところも、十分に視診するのが本来の視診であると言われています。

そこで、視診で何が見られるかということになります。目に見えるモノにも初心者と熟練者では、天地の違いがあると言われます。

通常、初めての対面で目の行く場所は、表情に始まり、互いの目、毛髪、顔面、そして、その他、手足となりましょう。しかし、初対面ですので、お互いに、相手を直視するような見方は、欧米人はいざ知らず、日本人的には避ける傾向にあります。それゆえ、初めて顔を合わせる時には、若干、柔らかめに、決して患者さんの目を直視したり、じろじろ顔を眺めたりするようなことは有り得ないと思いますが、一応、そのようなことは避けるよう念頭におくべきでしょう。

その二　医師にしか見ることの出来ないはずの臨床像

以下、通常の内科診断学に沿って進めてみましょう。

（１）身長（直立した時の姿勢）：中等度、痩せ気味であるか、太り気味であるか。
（２）栄養状態：良好であるか、不足気味であるか。
（３）表情：自然であるか、不自然であるか、緊張が見られるか、過剰に反応しているか。
（４）顔の皮膚の状況：年齢相応であるか、年齢不相応に老けているか、荒れているか、自然な皮膚の性状であるか、元よりの色か、何らかの変調を来した色か、等々……。
（５）目つきはどのようであるか、優しい、自然の目つきであるか、戦闘的な目つきか、単純に柔らかな目つきか、あるいは瞼が落ちているか、瞼の動きは頻回であるか、おびえた目つきをしているか、等々……。

（6）頬は、緊張で硬直しているか、緩やかになっているか、汗をかいているか、けいれんは無いか。
（7）鼻の色は赤いか、自然の色か、動いていないか、鼻が詰まっている様子は無いか、手を鼻に持って行っていないか（『性的な意味合いを感じる時には、おおよそ、手が鼻に行く、むずむずした鼻を触る』というのは、フロイトが、初めて見つけた無意識の性反応）。
（8）口は、開いたままか、自然に閉じられているか、話す時に硬直してはいないか、舌で唇を舐めていないか、歯を食いしばっていないか、顎は中等度に開いているか、入れ歯を気にしていないか、顎関節が痛むほど食いしばっていないか、唾液を飲み込み続けていないか、等々……。
（9）もう一度、それとなく、頭の位置や、首の角度、背筋、肩が上がっていないか、等々、いろいろな点からの観察を、行う。
（10）もちろん、先に訴えて来た、患者さんの苦痛に関しての話しをしながら、少しでも和らぐように話しかけながら、診療を進めて行く。

その三　基本的診療法から診断へ――触診・打診・聴診

このあとの触診・打診・聴診などについては、診療の流れに合わせて選択していくべきでありましょう。

『何が次ぎに来るか』という取り決めは無いのが、一般的な診断への道のりです。患者さんの訴えによって、診察の仕方を決めていくという方法もあるでしょうし、これとは反対に、基本的な順番をすべての患者さんにおいて同じにするという方法もあります。

これに関しても、特に取り決めはありませんので、臨機応変となりましょう。もちろん、有ってはならないのが、見落としでしょうが、最近気になりますのは、『省略傾向』です。「お腹が痛い」あるいは、『お腹が気になる』と訴えている患者さんであれば、先ずは、腹部の触診を丁寧に行い、その後に聴診を行う方が自然でしょう。

但し、『胃が痛い』という患者さんの訴えであっても、あくまで素人の方の感じる、考えた『胃』の場所ですから、必ずしも解剖学的に、あるいは、合理的な胃の場所ではないことも多い為、患者さんの『胃』という表現と、医学的な『胃』の場所とは異なることが多いということを念頭に入れておくべきでしょう。

日本人は、比較的頻回に、『胃』から『食道』の苦痛を訴えるといわれていますが、実のところ、食道から胃への医学的な場所を知る人は、大体１００人に３人程度という結果が出ています。

実際に、〝食道は、口から背中に向かい、脊椎の真ん前を下がり、30センチ程度のところで胃の噴門部に接合し、そのまま真ん前に続き、お腹を横切って右端で十二指腸に繋がります。十二指腸に繋がる時に胆嚢からのチューブである胆管と繋がり、十二指腸は、小腸へと繋がって行きます。〟

簡単に、医学的な消化管というところを表現すると、このようになります。「胃の痛み」と「十二指腸の痛み」は、大体にして、場所は、左と右であり、まったく反対の場所であるので、同一には受け取るべきではありません。

多くの場合、家庭医学や生物学などで習うように、十二指腸潰瘍は、突然のストレスによることが多く、右側の腹部に激しい痛みを感じることがあります。これに対して、胃の場合、比較的、長期のストレスが続いた時に、お腹の中心より左の方に痛みを感じることが多いことが知られています。

このように、患者さんの訴えに十分、耳を傾けながら、『胃が痛い』と訴えられたとしても『胃の部分』ではなく、患者さんの『どの辺』が痛いのかということに十分、広がりを持たせて受け止め、触診なり聴診を行うべきでしょう。

現実的には、片方の手で、苦痛を訴える場所に触れながら、聴診を行うのが最も親切と言えましょう。なぜなら、痛みのもとが傷由来か、内部のガス由来か、あるいは、腫瘤由来なのかが、まったく判らないところから始めますので、うっかり、強く押さえて、かえって患者さんの痛みをひどくすることも有り得ます。そのひどくするという意味も、腸管の破裂を招いたり、潰瘍の傷を大きくしたり、あるいは、腫瘍であった場合、これを外から傷つけることにより、全身の転移を促すこともあります。

それゆえ、患者さんが、何らかの異変を訴える場所そのものより、周辺部からの触診を行うことが勧められます。

いずれにしても、先の視診であれ、触診であれ、基本的には、身体をすべて確認するのが最も望ましいのですが、現実は、必ずしも医師の望むようにはなりません。『お腹が痛い』との訴えをされている患者さんの喉を診るのも、お腹の痛みが、喉の感染源からの一症状であることもありますので、十分大切な診察なのですが、「お腹が痛いのになぜ？　口の中や、他の部分を診るのでしょうか？　興味本位じゃありませんか？」となることも、往々にして見られる光景です。

もちろん、お腹の触診や聴診を行いながらも「お腹の方から、診ていきましょうね。ガスなのか、腫瘤なのか、それとも傷なのか、……いろいろな可能性を考えて診ていきますね」と、声をかけながら、手を動かしていく必要があります。もちろん、何らの反応がなくても、「ここは痛く有りませんか、張った感じはありませんか」と、患者さんの反応を診ながら触診の手を動かしていく必要があります。これも、もちろんと言えますが、触診をしながら視診を行っていくのも大切なことでしょう。

基本的には、視診・聴診・触診・打診は切り離すことの出来ない診察行為ですから、いつも四者一体ということになりますね。


触診を続けましょう。患者さんのもっとも辛い訴えのあるところの診察が行われた後は、一応、「念のためですから」と、前もって了解を得て、顔面、首（頚部）、手の運動、皮膚の性状、指・爪や間接の状況などなどと、進めていくのが基本となります。

先ずは、両手の指先で両耳殻の後ろから両顎、両頬を挟むように降りて来て触診する。これで、耳の後ろのリンパ腺（耳下腺）、扁桃腺（扁桃腺炎で腫れる）、顎下腺（歯や歯肉炎で腫れる）、ウイルヒョウのリンパ節（全身に癌が転移する直前に腫れる……転移癌の兆候を知ることができます）が、十分に診察出来ることになります。時間にして、１分から2分で、十分に診断出来ることになります。これと同じ所見を得る為に先端医療機器を使った場合、診断機器はＰＥＴ／ＣＴ（ポジトロンＣＴ）となりますので、予約や準備時間を除いたとしても、数時間は、必要になりましょう。もちろん、金銭的には数万円必要となりますので、いかに、熟練した医師の診察が効果的であり、経済的であるかが証明出来ると思われます。ちなみに、直径1ミリ程度の極初期ですと、ウイルヒョウのリンパ節の少々の腫脹などは、かなりのベテラン医師でない限りＰＥＴ／ＣＴで捉えることが出来ませんので、人間の指先での診断の方が、確実に有効ということになりましょう。

もちろん、触診ですべての結論を出すのではなく、全体の状況を十分に把握して、必要最低限の先端医療機器の検査を行うべきであり、決してこれを否定している訳ではありません。但し、初心者ほど頻回に先端医療機器を使用するという調査データがあると聞き及んでいます。本来は、逆の結果が出るべきと思います。

言い換えれば、初心者ほど、触診であれば、基本的な自らの手で病変を探索する訓練に勤しみ、軽々に機械に診断を任せるのは、自らの存在を否定することになりかねません。

つまり、初心者であっても先端医療機器が、すべての診断を下してくれるのであれば、医師は必要ないということになりましょう。医師は、医師の責務を十分に自覚し、診療に臨むのが本来であると思います。

その四　聴診と触診の並行

1　頭部の診察

さらに、触診について少しばかりの知験を紹介しましょう。しかし、ここからは、単独に触診を行うのではなく、聴診も同時に行いながらの診療となります。

丁度、その中間に位置するのが、滅多に行われることの無い頭部の聴診です。

頭蓋骨内の周囲を取り巻くように、太い静脈が脳を守るように囲んでいます。『静脈洞』と言います。この静脈洞に何らかの異常があると、聴診すると雑音として聴こえます。額に聴診器を当てて、雑音が無いかどうかを確かめます。同時に、両耳を結ぶ線と真ん中の線が交差する頭の頂点を押さえて『痛み』を感じるようでしたら、この痛みは、脳の中での異変から来ているのではなく、対人関係における緊張などのストレスにより、両肩が緊

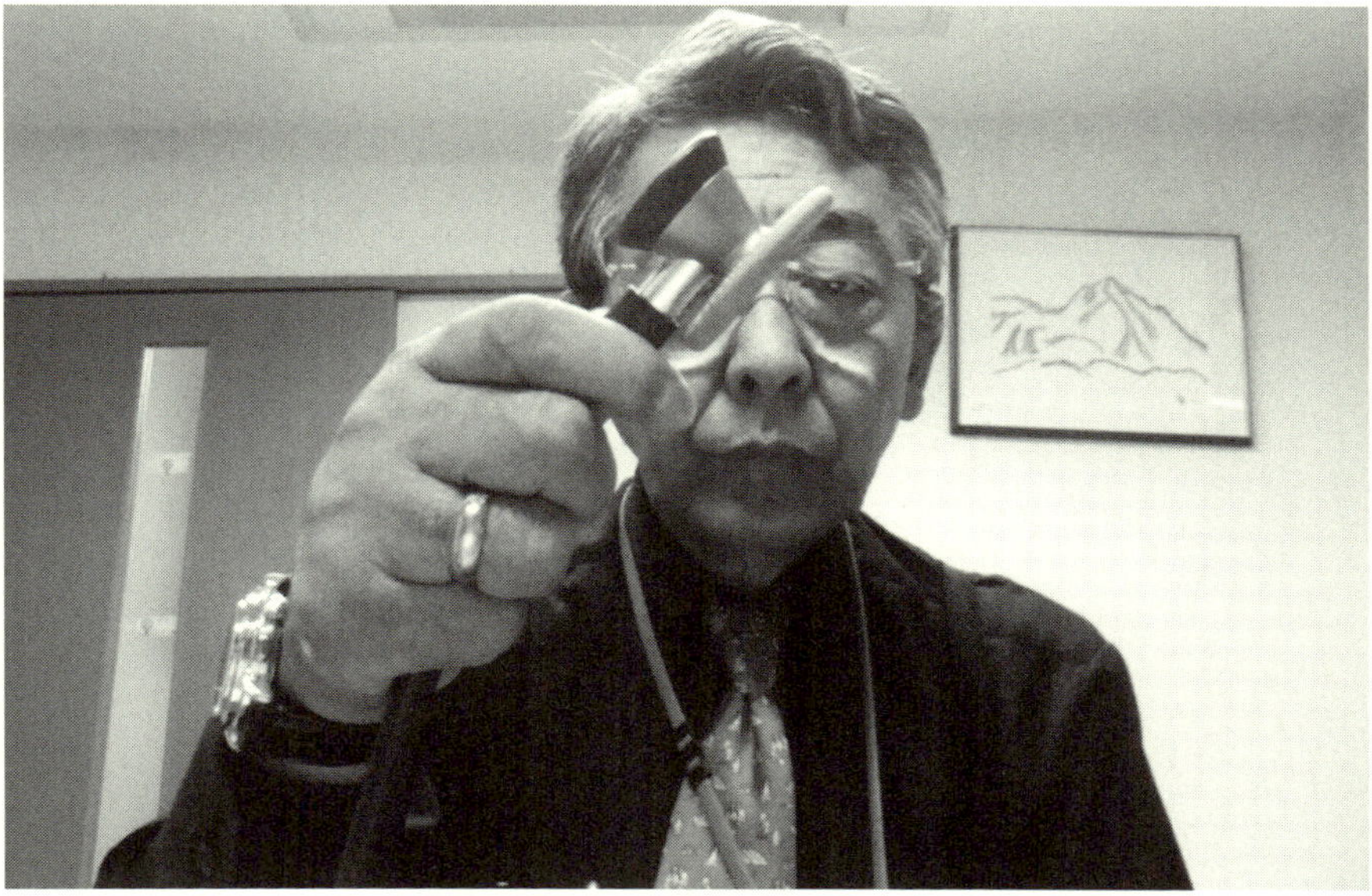

＊ベルが大きく振動板が取り替えられる聴診器：ベルを前額部に当てるだけで容易に静脈洞の異常音を確認出来る

張し、その緊張が首↓後頭部↓頭頂部に至り、頭皮全体の筋肉が緊張して、『頭痛』として感じられると思われます。その時に確認するのが脳を取り巻く静脈洞ということになります。静脈洞のところに雑音が聴こえた場合は、それこそ、唯の緊張による筋緊張性頭痛などではなく、急を急ぐぐらいの頭蓋内の疾患を疑われます。

　即刻、ＣＴスキャンあるいは、頭部のＭＲＩ検査が必要となりましょう。もちろん、この検査は、脳外科医の責任で行われるでしょう。

2　頚部の診察

次は、頚部の診察となります。通常は、先ほど触診してありますので、その時に、何らかの問題を感じた時に聴診を行うということになります。

先ず、重要なところからいきましょう。頚動脈に聴診器を当ててみて、通常の拍動であれば問題はありませんが、頚動脈に「ザーザー」という雑音が聴こえた場合は、要注意となりましょう。『解離性動脈瘤』の疑いもあります。これは、高脂血症と高血圧などにより、動脈の壁が剥がれ落ちて薄くなり、突然破れ、出血多量で即死することのある病気です。

同時に、気管の中を空気が通る音がするはずです。その空気の音が、痰などが混ざったような音が聞こえれば、『気管支炎』か、あるいは喫煙の影響であることも考えられます。頚部での「ザーザー」という音が聞こえる場合、稀に『喉頭癌』が疑われることもありますが、喉頭癌の場合は、概ね、「嗄れ声」が聴かれれば、かなり可能性が高くなります。頚部が終われば、続いて胸部となります。

3　胸部の診察

胸部の診察は、先ずは、全体を観るところから始めます。範囲が、広いため、ゆっくり

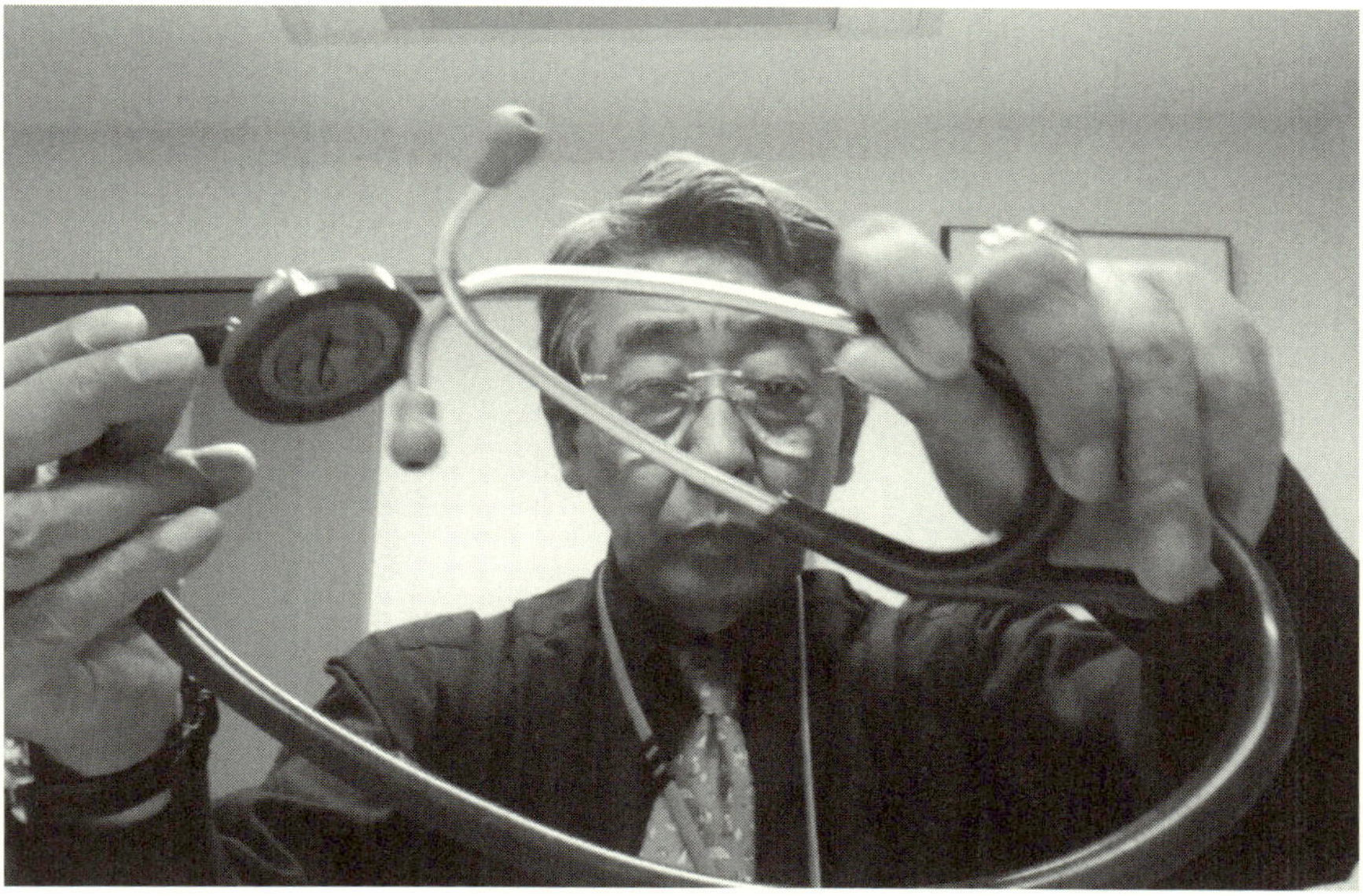

＊一般的な胸部（肺・循環器・腹部など）聴診器（振動板固定）

と詳細に観察すべきでしょう。しかし、男性医師で、患者さんが女性の場合は、それとなく全体を見渡すように、しかしながら、見落としの無いように、さらに、声をかけながら行うと良いと思われます。

「それでは、胸の方を見せて頂いて宜しいでしょうか？」と、医師の診療行為の変化に伴い、それ相応の声をかけていくのが、患者への配慮であるとともに、医師の持つべきマナーとも言えましょう。特に、女性の場合は、胸を出す行為には、医師の前であれ、特別であると考えても考え過ぎとは言えないでしょう。いかに医師の前であろうとも、医師の側では、女性の胸を診るのは慣れていたとしても、患者である女性の側に立てば、それほど頻繁に他人の前で行う行為ではないのは、今更申すことでもないでしょう。

さらに、女性の乳房や乳首に触れる場合は、よほどの配慮が必要となりましょう。先ずは、乳癌の触診を行う場合は、前もって「乳癌の有無を確認しておきましょうか？」と、患者さんに、答えを委ねた方が宜しいでしょう。

今日、ほとんどの医師は、日常的に、『自分を中心に診療を進める』ことが当然と考えがちですが、実のところは、このような、歪んだ、おごった考えにより、どれほどの患者さんの心や身体が、傷ついているか、十分に念頭に入れておくべきでしょう。

もちろん、乳癌は、乳房に診られる癌ですので、乳腺部を中心に触診するのが基本です。乳首に関しては、よほどの病変が予測されない限り、触れるのは禁忌となるでしょう。それほど、女性の乳首は敏感な器官ですので、胸部の聴診を行う時も含めて、触れるのは避けるべきでしょう（著者の知る限り、これまでの臨床報告において、乳首の触診を怠ったゆえの誤診は見られておりません）。

但し、過剰に「くすぐったい」と訴えて、診療に支障のある場合は、必要性が上まっていない限り、避けて通ることも有り得ましょう。しかし、この点は、必ず診療録に記しておくべきですね。万が一、後になって、悪性の疾患を診る機会を逸していたとすると、「なにゆえ、強力な説得を行わなかったのか」と、法廷での審判の対象となりかねませんので、「患者による診療拒否により診療不能」と記しておく必要がありましょう。

ときどき若い医師が、女性の胸部診療で、不用意に乳首に聴診器を当てたり、乳癌の触診で、乳首に触れている光景を見かけます。既に、かなり深刻な状況に至っている女性であれば、さほど問題がなく、むしろ、詳細に乳房全体を診察する必要がありましょう。しかし、ここで問題になるのは、かなりの健康な女性の場合と言えましょう。健康な女性の乳首に必要以上な聴診や触診を行うことが、果たして、是が非でも必要な診療行為と言えるのでしょうか。うがった見方をする著者は、この行為には、かなりの疑わしい、「医師の好奇心あるいは、悪しき心の楽しみ」を感じるのですが、疑い過ぎでしょうか。

少し横道にそれましたが、著者などはトレイニングの時代に、『よこしまな心』が湧き出た場合は、これを見逃さない指導医により、「君は、診療を中止して、外で診断学の本を読んで来なさい」と、厳しい指導を受けたものです。それゆえ、もちろん、自分の心の中に起きて来る『悪しき動機』を逸らす訓練には、かなりのエネルギーを使い、致し方のない場合でも、指導医に学び、「いかに劇を演じるか」を十分に学んだ上で、臨床に臨んだものでした。これが習慣になりますと、むしろ、女性としても見なくなる習慣となり、女性の女性性に配慮せず、『モノ扱い』となる傾向もあり、戒めることも再三です。今日の医師のごとく、臨床で『余禄を楽しむ』などという不謹慎な医師の心理や行為には、厳重な指導を行わざるを得ず、これに反発する医師たちとも苦闘の毎日であります。

もとに戻り、胸部の診療となりますが、女性に対しては、もちろんではありますが、男性患者さんに対しても最大の配慮が必要となりましょう。同じ乳首の問題であっても、多い方では、「男性の70％が、乳首に性感を感じる」という調査結果が報告されております。少ないとする報告であっても、「男性の60％に同様の性感が認められる」とされています。いずれにしても、男性に対しても、最大の配慮を行っても行い過ぎとは言えないということになりましょう。

途中であっても、少しでも患者さんの気持ちを和らげるための言葉がけを行うべきでしょう。聴診の時は、医師はもとより患者さんも話すと、まったく診察になりませんが。それほど、聴診には、集中力が必要であり、話し声一つで、まったく肺の呼吸音や心臓の音である心音も聴こえなくなります。そのため、聴診の時だけは、会話は禁忌となりますが、突然「話さないで！」と、医師が患者さんを咎めるのには、大きな疑問がわきます。医師は、聴診を行う時には、「すみません、聴診しますので、ちょっとの間、静かにして下さいね」と、話して、聴診が終われば、「きれいな音ですね、健康な心臓ですよ」と、静寂を破るように話しかければ、なおのこと患者さんは、安心することでしょう。

胸部の聴診に入るには、「どこに、どんな臓器があるのか、その臓器は、健康であるのか」ということを確認しなければなりません。それに必要なのが、触診と打診ということになります。先ほど、視診にて大まかに胸部を観ましたが、今度は触診と打診で確認してみましょう。

先ず、打診で、肺に挟まれている心臓の場所と大きさを確認します。肺と心臓の場所が確認されれば、肺野の打診となります。

肺野は、身体の中でも広いところですから、よほど耳を傾けて打診を行わない限り、小さな病変を見つけるのは困難でしょう。しかし、打診に熟練してきましたら、直径10ミリ程度の腫瘤病変あるいは、空洞病変は聴こえるはずですので、後のレントゲン写真での確認の際に、再度、特定されることをお勧めします。

この際は、患者さんには、全く聴こえませんし、何があるのか判りませんので、医師の耳二つでの診断となります。医師の可能性を示す大事な場面ですので、くれぐれも失態なきよう、聞き落としのないようになりたいものです。おおよその肺癌でしたら、打診と聴診で判断出来るはずです。打診で腫瘤などの場所と大きさを確認し、聴診でその腫瘤の種類が良性・悪性の判断は困難かもしれませんが、腫瘍性であるか、それとも空洞かを判断できるでしょう。聴診は、聴診器による診察に熟練すればするほど、進行癌を診断出来るくらいになるでしょう。もちろん、肺炎や気管支炎、さらには、気管支喘息などの肺疾患であれば、診断には1分もかかりませんが、肺炎として聴こえながらも、癌性である場合も観られますので、慎重に聴き入るべきでしょう。

また、喫煙者の多くは、気管支の呼吸音が肺癌に近いこともありましょう。そのような時にこそ、先端医療機器が必要となるかもしれません。しかし、肺癌の疑いが、かなり少ない場合であったとしても、悪性が少しでも疑われた場合には、先端医療機器を選択すべきでしょう。

そして、忘れてはならないのが、胸部を診察する時には、全面だけではなく、背面からの診察も行わなければなりません。

背面の場合、食道の音にも気を配る必要が出てきます。食道は、脊椎の即前面に位置して走行しておりますので、食べ物、あるいは、唾液の通過する時には、特に異様な音に気をつけるべきでしょう。どうも1カ所だけに限定して動きの不自然なところがあれば、さらに精密検査を行うべきでしょうし、今更ではありますが、他の血液検査などとの総合的な診断を行うべきでしょう。稀ではありますが、聴診器で、食道癌を早期に発見したという報告も少なくありません。

背部の診察には、皮膚はもとより、脊椎（彎曲・欠損部）・肋骨（数・彎曲の自然性）・腋下リンパ（前面からの触診も行う：乳癌との関連で腫脹の有無を確認する。ウイルヒョウのリンパ節などは、後ろから確認した方が判断しやすい）、前肺野（呼吸音と打聴診）、反面からの心音、などを含め、視診・触診・打診そして聴診を行うことになります。ほとんどの心音は、前面からの打診・聴診で十分に把握出来たつもりでいる医師もいますが、背面に回ると、意外に多くの見落とし、聞き落としが有ることに気づかれるはずです。

過去に、家族に肺結核の人がいた場合、知らず知らずに感染し、治癒に至り、その痕が石灰化し、打診で腫瘤として聴こえることも稀ならず見られます。このような時は、打診や聴診だけでの局所的判断にこだわらず、全身所見から判断すべきでしょう。

ある研修医が、最初の聴診である問診で過去の病歴、家族歴を聴かなかったばかりに、初っぱなから、胸部レントゲン写真をオーダーし、これの診断から診療を始めたため「胸に、腫瘤がありますね。癌です、肺癌ですね。それと、肺結核に罹患されていますね」と、唐突に患者さんに伝えた為、患者さんは、驚き、「隔離病棟への入院ですか?」と質問したのです。医師は、「結核は伝染しますから、直に隔離病棟への入院準備にかかって下さい」と答えたのです。しかし、癌の件は、答えが出ていなかったため、患者さんは、「肺癌ですよね? ど・ど・どうなりますか?」と、確認したのです。

戸惑った医師は、「肺癌は、他人に迷惑がかかりませんから、先ず、結核から治療しますので、伝染病棟に入院して下さい」となったのでした。よく判らないのは、患者でした。「結核が治る頃には、肺癌で死んでいるのではないだろうか」と、考えても決して不思議ではありません。そこで、患者さんは、医師に、「伝染病等に入院している間に、癌が進行して死んでしまいませんか?」と、恐る恐る問いただしたのです。医師は、「医師の指示に反抗するのですか、反抗するのなら、入院しなくてもいいです。来年、また来て下さい!」と、怒りを露わにして、患者さんを追い返したのです。

突然の不安に教われた患者さんは、致し方なく他の病院を訪れ、ことの顛末を話したのです。対応に当たった医師は、笑いをこらえられないような顔をして、「大変な目に遭いましたね。まず、癌と結核を併発することは、臨床的にも、理論的にも有り得ません。それよりも、なによりも、ご自身の元気さを拝見しますと、とてもどちらの病気にもかかっているとは推測も出来ません。念のため、その病院からレントゲン写真をお持ち頂いた方が宜しいと思いますが、そこの先生が気分を害されておられるのでしたら、ちょっと無理かもしれませんね。一応、１枚だけレントゲン写真を少量の放射線で撮りますので、確認しておきましょう。

本当でしたら、先の先生に確認するのが、私の務めなのですが、感情的になっておられるのでしたら、先ず、会話にならないでしょうから、誠に申し訳ありませんが、１枚だけのレントゲン写真で答えは出ると思いますので、お願い致します」。

今更、前の病院へ行く訳にもいかなくなった患者さんには、胸部のレントゲン写真を１枚撮ってもらい、直後に説明を聞いたのです。

「先ず、肺癌はもとより、肺結核もありませんね。ただ、数十年前の肺結核の痕が、石灰化と言いまして、瘢痕として残っているところが映っておりますが、病気ではありませんので、これからも通常の生活を続けられても宜しいでしょう。いろいろ当方の医者がご迷惑かけ、申し訳ありません」と、数分で一件落着となったのです。もちろん、そこの病院では、問診・打聴診・触診・視診を受けた後に、レントゲンでの確認を勧められたのでした。

現実的には、きわめて日常茶飯と思われる現代の医師像と思うのですが、いかがなものでしょうか。研修医の医師としての自らの不勉強を、思いつくままの嘘で患者さんを説得しようと試みることも、稀ならず見られる現象です。

元はといえば、先の研修医の事件も、問診（聴診）↓視診・触診・聴打診へと基本的な、きわめてオーソドックスな診療を心がけておれば、誰にも迷惑をかけることも無く、自分の勉強にもなったと思われるのですが、現代においては、どうしても伝統的な診療技法である先の順に行うのを嫌う傾向にあります。しかしながら、レントゲン写真の読影に長けているとか、CTスキャンやMRI、PET／CTなどの読影の訓練に勤しみ、自信を持つまでに至っているわけでもないようです。むしろ、患者さんの訴えに耳を傾けることもしないで、すぐに機械に頼る傾向を持つ医師が多くなって来ています。しかしながら、機械が機械の判断で、診断を下してくれるということは、万に一つもありません。機械が示してくれる映像を、読み明かすための訓練を積み重ねない限り、機械は機械であり、意思も持たず、教えてくれる能力も持っておりません。

もちろん、どれだけ若い医師であっても、読影に訓練を重ね、伝統的な診療形態を十分に身に付け、時と場合に応じて、的確に先端医療機器を利用する医師も増えています。

何処の世界に行っても、積み重ねを好まず、一夜にして一人前、あるいは指導者となることを望む人がいるのは、誰もが知るところでしょう。しかし、こと人間の命を預かる医師が、軽々に一人前や指導者になったという誤解を望むのは、厳に慎まなければならないでしょう。

今更、ここで記す必要も無いでしょうが、何ゆえ医師になるのに６年間の学生生活が規定され、３年間の研修が追加され、その後に、初めて専門家になる道を選択出来る資格が与えられているのか、まさに、人間の一つしかない命を左右するはずの医師には、決して容易に命を左右出来るような資格は与えられないということの証であるはずです。

医師とは、本人の意思に関わらず、然るべき責務を負わざるを得ない行為を生業とする人であるということを、十分に理解すべきだと思います。このように人の命を左右するという責務を負わずして、軽々な判断や扱いを行う医師がいたとすれば、即刻、この世界から放逐すべきでしょう。

4　腹部の診察

背部の診察がほぼ終了したところで、聴診すべきところとしては腹部があります。腹部の場合は、座ったままでは困難なことが多いので、可能な限り、ベッドに横臥した体制での診察が望まれます。

なぜなら、座ったままの姿勢ですと、お腹が胸と足に押さえられて、ほんの一部しか診察出来ないことが多いのです。これが、横臥した場合、先ず目に入って来るのが腹部と言えるくらいに、お腹の全貌が見渡せます。

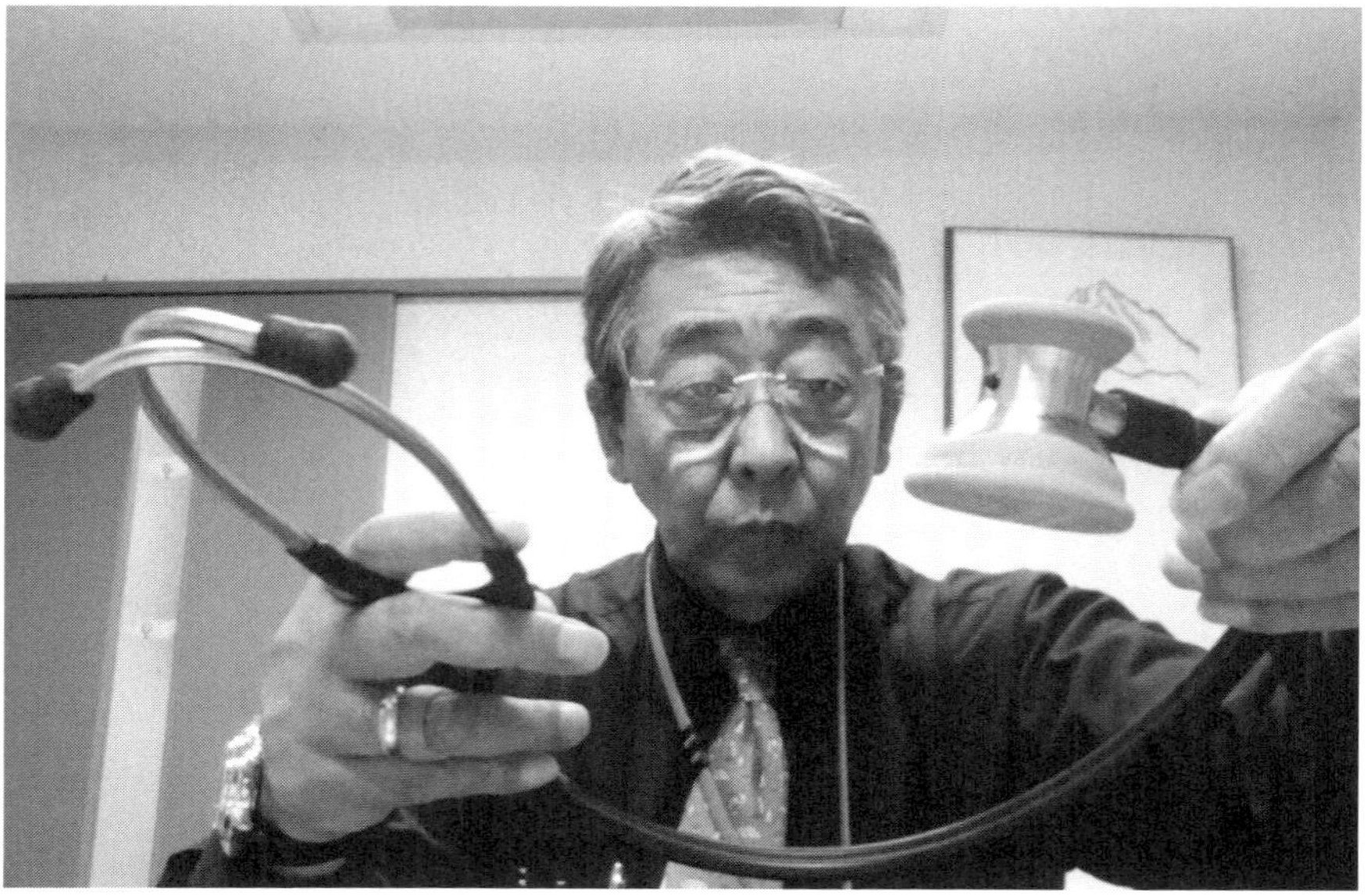

＊エコー聴診器：コンピュータ付き両面振動膜（取り替え可能）

お腹の診察にはこれまでの個所と異なり、すべてが柔らかい組織であるはずのところですから、よほどのことが無い限り、柔らかく、ゆっくりと、手の指全体と手の平を使っての触診がモノをいうことが多いでしょう。

先ずは、聴診から参りますが、聴診する場合は、すべての場合に言えることですが、必ず、脳裏に解剖学的な臓器の場所や血管、神経、リンパ節、リンパ感などを念頭に入れて行わなければなりません。

初歩的な現象ですが、腹部大動脈の触診では、「痛い」と感じるのが正常な反応ですし、卵巣部分にしても、月経間近になりますと、ほとんどの場合、圧痛が観られます。痛くて当たり前であり、『健康の証』であるところと、『痛い場合が病気』であるところとの区別をしっかりと念頭に入れるべきでしょう。

もちろん、この逆になることもあります。多くの糖尿病の患者さんの場合、腸管にガスが発生する薬を飲んでいることが多く、そのため、お腹を押さえると痛みを感じる患者さんも多くなります。このような『痛み』は、ガスが発生している証拠であり、糖尿病の薬をちゃんと飲んでおられ、しっかり効いていることを表しています。しかし、同じ糖尿病の患者さんでも、下痢を伴っている時の圧痛は、『低血糖』を起こしていることが多く、早急に血糖値を測り、低血糖が判明したら、早期に50％の高張ブドウ糖液の注射を行うことがあります。

このように、患者さんの状況により、一律ということはありません。同じ場所の痛みであっても、自然な痛みと、一刻を争う病的な痛みとがあります。それだけ、人間の身体は単純ではないと言えましょう。

一般的な腹部の診察では、胃に始まり腸管を確認しつつ、肋骨の真下にあるはずの肝臓の触診、腎臓の触診、女性であれば、子宮と卵巣の触診と続きます。この間に、胃や十二指腸、小腸（空腸・回腸）そして大腸の聴診が行われます。

精神的な緊張の強い患者さんでは、唾液を多く飲み込んでおり、同時に空気を飲み込んでいますので、胃は風船のように空気でいっぱいのこともあります。胃は、背中から前の方に来ていますので、その点も承知して、胃の触診・聴診が行われます。さらに、急性のストレスへの反応が最も多く観られる十二指腸は、慢性的に痛みを持っている人が多いという報告もありますので、押さえつけるような触診は避けた方が宜しいでしょう。柔らかくお腹に手を乗せ、「この辺が痛むことはありませんでしたか？」と、声を出しながら押さえて行くのが、通常の触診となります。

その後は、医師によって異なりますが、熟練して行くほど、関連臓器の診察を優先して行くことになります。

胃・十二指腸の触診・聴診の次には、概ね、肝臓の触診に移ることが多いようです。肝臓・膵臓からの消化液が十二指腸に流れ込むところが、胃と十二指腸にあります。

次は、腎臓の触診となる医師と、腸管をさらに下る医師と、それぞれ状況により変わって来るかもしれません。

腎臓の腫れは、ともすれば、腎不全の前兆であったり、腎臓性の疾患が観られたりすることがありますので、掌《てのひら》で肋骨の直ぐ下を押さえながら、もう一つの掌で背中を抑え、持ち上げるようにします。腎臓は、呼吸によって上下していますので、息を吸った時に、背中側の掌で大きさを確認することになります。背中側の手に腎臓が触れただけで鈍痛のような痛みを感じることもありますので、その時も要注意となりましょう。腎臓結石あるいは、慢性腎炎、発熱があれば腎盂腎炎なども疑われることもあります。

同時に、右側の乳首を通る縦の線を書いてみて、肋骨の下縁の部分を押さえながら、肝臓の大きさを確認して行きます。この時も、飲酒歴の長い人の場合、鈍痛が見られることがありますので、「肝臓の診察をしますが、お酒を長く飲んでおられるので、少し痛みがあるかもしれません」と、告げながら両手での触診を行います。指を横にして、大きさを調べます。そのため、「一横指大きくなっていますね」「五横指も肥大しておりますね、確実に肝炎か、肝臓の何らかの障害が疑われますね」と、表現して行きます。肝臓は、右の方（右葉）が大きく、左の方（左葉）が小さいため、右葉の大きさを確認して表現します。

さらに、先に示した乳首の線上を下に下り、強く押さえるようにしますと、胆囊の痛みがある人は、圧痛を感じられるはずです。あるいは、胆石のある方は、激痛を感じられるでしょうから、優しく、柔らかに押さえるべきでしょう。そのまま手を左に移し、押さえたり、弱めたりして行きますと、胃の方に押さえる手が移って行きます。真ん中を押さえますと、腹部大動脈が上から下へ走っておりますので、必ず痛みがあるはずです。動脈と神経は、常に随伴していますから、時には、血管の痛みか、それとも胃の方の痛みか、よく判らずに、全てを『胃が痛い』と感じられている方も稀ならずいらっしゃいます。

ですから少しずつ、指先を使い、左右と上下に動かしてみる必要がありましょう。動脈の場合は、指先でも判断出来ますので、「ここは、腹部大動脈と言いまして、どなたでも痛くないといけないところなのですよ」と、話しながら、胃の方が痛いのかどうかを確認する為に、左の後ろに回るように押さえていく必要がありましょう。左の方へ、押さえる手を回して行きながら、痛みを感じられるところがあるかどうかを確認致します。左へ動かすにつれ痛みを強く感じる患者さんでしたら、膵臓の病気を考えるべきかもしれません。（もし膵炎、時には膵臓癌であれば、堪え難い痛みを感じます。人間が感じる痛みのうちで最も激烈な『疝痛』という痛みです。血液の検査でほぼ診断出来ますので、そこのところを念頭に入れておくべきでしょう）。

子供が学校へ行きたくないと訴える『不登校』という病気、あるいは、不健康な反抗期があります。その時に、決まって痛いと訴えるお腹の場所が、お臍の周りであり、お腹の真ん中です。

となりますと、お腹の真ん中に痛みを感じる器質的な病気は、きわめて稀であると言えましょう。

腸閉塞とその処置

腸閉塞の時には、お腹全体が痛くなり、処置をこうじない限り、お腹の筋肉、皮膚も破れるほどに膨れ上がり、患者さんは死に至ることがあります。通常は、初期に左の腰骨（蝶骨）の辺りのしこり（便の塊）を確認して、押さえたら激痛を訴えますので、早急に『高圧浣腸』を行い、同時に腸管の蠕動を早くする『副交感神経刺激剤』を注射すべきでしょう。腸管の途中に、癌などの見落としが無い限りにおいては、浣腸と注射の二つの処方で、完全に快癒します。

一般に流行している、点滴による『副交感神経刺激剤』の注入と、胃の内容物や胃液などを吸引する手技は、患者さんが苦しむばかりか、ほとんどの場合、失敗に終わり、死に至ることが多いという統計結果が出ております。

この結果から見るに、乱暴と思われるかもしれませんが、やはり、高圧浣腸と副交感神経刺激剤の注射という手技の方が、失命率が少ないようです。

繰り返しますが、この手技を行うにあたっては、必ず大腸の触診を丁寧すぎるくらいに行い、聴診で極端に腸管が膨れ上がっていたり、出血などがないことを確認したりした上で行われるべきでしょう。

左の蝶骨の診察を終えたら、丁度反対の右の腹部の診察へいった方が、系統的な診察となりますので、幾つかの考えられる病変を頭に浮かべて、右の蝶骨周辺（内側）の触診を行います。押さえてみて、痛みを訴えれば、もう一度、「臍と腰骨の間を三等分して、右の一の部分に痛みを感じれば、先ず、虫垂炎が疑われるでしょうし、臍に近いほど、便秘の可能性が強くなります。便秘の場合、左の蝶骨のしこりと右の蝶骨から臍に近いところが痛いと訴えた場合は、先ずは、便秘症は間違いなく疑われることが出来ます。しかし、あくまで、便秘症の原因疾患も念頭に入れるべきでしょう。便秘症を来すには、大腸癌を始め、大腸炎、腸閉塞その他、色々の疾患が疑われます。

この場合でも、触診と聴診を適宜使い分けながら診断を求めて行くことになりましょう。

5　お臍から下の真ん中の診察

最近、特にこの部分の触診や聴診が忘れられた為に、命を落とすに至った人たちが激増しているという統計結果が見られます。

犯人は、診断の困難な疾患の一つに分類されている『膀胱癌』です。通常小さな病変では診断出来ないと言われてきましたが、実のところ、膀胱の触診を行っていなかったという結果が報告されるに至っております。

膀胱となると、どうしても泌尿器科の領分として扱いがちですが、泌尿器科の診療領域であると言われたとしても、決して、診療しない為の言い訳にはならないと思われます。ここでは、膀胱の悪性腫瘍（膀胱癌）を意識しての診療の仕方について考えてみましょう。

概ね『痛い』という感覚のないのが一般的であると言われます。それがゆえに、手遅れになることも多いということでしょう。先ずは、レントゲン写真や尿検査では発見出来ないところの診察でしょう。圧迫しての違和感があれば、ほぼ何らかの病変があることが予測されましょう。前立腺肥大であっても、儲けものという考えで膀胱の触診と聴診に取り組むべきでしょう。ときに、膀胱を圧迫すると陰茎の付け根の当たりに圧痛を感じる場合があります。まず前立腺腫瘍を疑ってみる必要がありましょう。その次には、膀胱腫瘍を疑い、精密検査を行うべきでしょう。

さらに、お腹の下部中央部には、子宮があります。中心部に圧痛があれば、子宮筋腫か、ともすれば、子宮癌が疑われましょう。さらに、子宮の両側であれば、卵巣部分となりましょうから、卵巣腫瘍あるいは、卵巣炎、卵管炎が考えられましょう。

通常、系統的な診療となれば、次に診察するのは、外性器となりますが、通常の診療ではそれぞれの専門医（泌尿器科・婦人科）が行いますので、一般内科医が、診療するのは、極めて稀であるはずです。しかし、一般内科医であっても、家庭医ともなると、「知らない人に診てもらうのは、どうも……」とか、「小さい頃から診てもらっていた先生に診てもらいたい」と言って、泌尿器あるいは婦人科の疾患であっても、診療を依頼することが稀ならず見られることです。

さらには、婦人科では、若い女性に対しての気配りのし過ぎで、なんか機械的に台にのって足を広げ、診察してもらったかと思ったら、全く無表情で、これでも人間かと思うように、説明は「問題ありません」だけだった。あるいは、一言も言わないで、中を洗って、指で診て、「精密検査を行いますから、予約とってお帰り下さい」と、一度も先生の顔を見ないで終わったのよと、過剰防衛とも思える診療に不満を漏らす人もあります。

そのため、「先生は、私が生まれた時から診てもらっているから全然恥ずかしくないので、先生のとこへ来ちゃったけど、良かったかしら？　もし、大変な病気だったら、紹介して下さいね」という会話をよく聞きます。

医師は、地域に根ざしている、しかも、今日『総合診療科』と言われる専門科医以上に、外科系もほとんどの手術をこなす人が多くいることも念頭に入れるべきでしょう。このような『家庭医』の中には、学会で発表すればかなりのトピックスとなるようなケースであっても、彼らは、ほとんど発表することは無く、黙々と診療に勤しんでいることが多いのです。

そのかわり、来診される患者さんについては、隅々まで知りつくし、時には、家計の状況まで把握していることも稀ではありません。家庭医の存在の深さと言えましょう。

他方、家庭医ではなくても、家庭医的な存在もあります。心療内科医などは、ほとんど全ての疾患に関わりを持ちますし、同時に、性の相談も（性行為の出来ない人たちや、性交渉過剰で離婚を繰り返す人たちも含みます）受けることが、日常茶飯となっているでしょう。基本的には、如何なる疾患においても、性の問題は避けて通れませんし、疾患でなくても、必ず通過点として、性の悩みなどが見られるはずです。

その意味では、心療内科医が、外生殖器の診療を行うのも日常的とならざるを得ないと思われます。

6　外生殖器の診療

ここからは、全くの付録となりましょうが、一応、念頭に置くべき事項を紹介していくことに致しましょう。

外性器は、日本人の羞恥心により、現実的な疾患の有無に比べ、視診、触診を求められることは比較的稀でありましょう。中には、症状だけを訴えて、実際の患部の診察を拒むことも稀ならず見られます。そのため、薬剤の処方だけを要望する方も多く見られるようです。このような時は、問診だけでの処方希望ですので、日頃より十分に定期的な診療を行っている患者さんであれば、困難な診断や処方が必要と認められない限りにおいては、法に触れることも無く、処方することも可能であると考えられます。

例えば、膀胱炎や尿道炎など尿路感染症であれば、病原菌に特別な悪性ウイルス感染などが予測されない場合に限り、ニューキノロン系の抗生物質などの適当な処方が可能でしょう。もちろん、高齢者の場合は、徹底した治療が必要になりますので、専門医への紹介も必要かもしれません。いずれにしても、十分に診察することが、第一でありましょう。容易に、専門医に紹介しても、時には、専門医というのは名ばかりで、研修医を終えたばかりの医師も『専門医』と自称しますので、気をつけてもしすぎることは無いでしょう。

本来、家庭医のように、長期にわたっての付き合いが続きますと、先ず、羞恥心というものが無くなるか、あるいは、有ったとしても、極めて少ないのが現実です。患者さんの言う言葉に、「今まで、いつも毛のところを診て来たんじゃない！　今更、恥ずかしがることも無いわね」と、比較的、容易に外生殖器の診療を依頼されることがあります。現実的には、女性も男性も同じように、外生殖器の診察を依頼するのが多くなるはずです。

通常の診療では、一応、外見上の視診から始め、男性であれば、陰茎、包皮、睾丸の触診にとどめ、女性であっても、大小陰唇の視診、尿道孔の炎症などの有無を確認するにとどめ、それ以上の診療は、専門医へ紹介するべきであると思います。

長い間、地域に根ざしてきますと、以下のような相談が持ち込まれることがありました。

相談者は、近くに住む20歳代前半の女性で、地域の会社で事務職をしていたようです。もちろん、生まれた頃よりの付き合いであり、風邪を引いたり、食あたりをしたり、時には、「出来ちゃったかもしれない！」と言って、駆け込んで来たりしていました。

その彼女が、ある日、「こんど結婚することになっちゃったんだけど、彼の家は、ものすごく厳しくて、彼って、結婚するまでは、風俗しか行っていないらしく、普通の女性とは付き合ったことが無いらしいの。そのおまけに、結婚する相手は、必ずヴァージンだって信じているらしいの。だけど、私って、いつヴァージンとおさらばしたか判らないくらいでしょ。だから、初夜には、絶対にばれてしまいそうなの。出血ぐらいは、生理の始めの日をピルで決めれば良いんだけど、一番困るのは、初夜から感じてしまいそうなの。ヴァージンなのに、感じちゃったら、バレちゃって、結婚もおしまいになるかもしれないでしょ、先生、何とかして下さいよ。うまく出血して、感じないようにしてくださいね。お願いします。私、本心から、彼を愛してしまったんで、離したくないの！　お願い、お願いします！」

という相談であったのです。良く聞けばその相手は、大富豪の御曹司。彼女にとっては、『玉の輿』であったのです。

医師は、考えに考えたあげく、彼女に、「結婚式の前日にいらっしゃい、ちょっとした処置をしてあげるから。恐らく、99％バレないと思うよ」と伝えたのです。彼女は、「何すんの？　どんな風にすれば、うまく行くの？　怖いことしない？」

医師は、「2～3分あれば十分だろうね。それじゃ、前もって説明しておくからね。君は、結婚式の前日、つまり、初夜の前日、ここへ来て、私が、君の小陰唇に1センチくらいの傷を二つくらい付けるから、……ちょっと痛いかもしれないけど、大体、痛みの神経の無いところだから、安心でしょう」と告げたのです。そして、結婚式の前夜に彼女が、その医師を訪れて、「お願い致します。これまでお世話になりました」と、不自然な挨拶をして、ベッドに横たわったのです。

その時に、横にいた看護師が「先生、もし、お相手が出来なくなって、初夜が日延べになったらどうするんですか？」と、確認したのです。医師は、「その時はその時だね。この子が何とかするだろうから。でも、間違っても、フェラなんかするんじゃないからね。初体験なのにフェラなんて出来ないはずだってことを忘れるんじゃ無いよ」と、告げたのです。

医師にとっても、同じケースは、生涯の診療経験では、1〜2度しか無いので、不安であるにはあったのでした。結婚式が終わり、新婚旅行に出ているであろう時間になると、医師の方が不安になったくらいでした。

それから数週後、明るい声が診療所に響き渡ったのでした、「先生！ ありがとう！ 全てうまく行きました！ 大成功でしたよ、感謝この上ありませーん！」と、叫びながら、先の女性が入って来たのです。

そして、診察室に入り、「大成功、大成功！ 彼ったら、涙流して喜んでくれたの。彼、最初だから駄目かなって思ったんだけど、結構、風俗へは通っていたみたいで、〝最初は、痛いけど、我慢して、迎え入れてくれるね〟と言いながら、彼のが入って来た訳。私って、〝いたーい！〟と大声が出るくらい痛くて、全然感じる暇もなく、驚いた彼がそのまま果てちゃったんです。痛いし、出血はするし、一時はどうなることかと思いましたよ。先生って、すごいんだね、私の人生変えちゃうくらいだもの。それを見て彼は、〝僕の為にとっておいてくれたんだね、ありがとう、本当にありがとう。実のところ、このご時世、処女でいるなんて信じられなかったんだけど、ほんとうにいたんだね！ ありがとう、ありがとう。生涯、君を離さないからね〟と言って抱きしめてくれて、なおさら彼のこと好きになったんです。本当に、先生になんていってお礼を言ったら良いのか判らないくらい感謝しています」。

医師は、「じゃ、これから社長夫人だね」というと、「頑張ります、せっかく先生のお陰でつかんだ幸せですから」と、何度も、何度も、礼を言いながら帰ったのです。

家庭医というのは、婦人科医さえも知らない、幸せを勝ち取る方法を知っていなければならないと思います。もちろん、医学的には、批判を受けることを承知の上で行った手術です。この行為を、詐欺の手伝いをした医者とされるには、一つ、『患者の幸せとは何か』ということを考えてから、反論されるべきでしょう。

当初より、患者さんにたいして無用な負担を避けるべく、本書が存在するのです。

外生殖器を診てほしいと頼まれる一般内科医師になったからといっても、けっして特別なことでもないでしょう。ただ、性器を診てほしいと頼まれるのと、性の相談を持ち込まれるのでは、かなりの差があると思われます。本邦においては、今日なお『性科学科』という診療科はもとより、学術的な専攻組織も専門に相談を受けるところも見当たりません。その中で、家庭医の果たす役割には、多大なものがあるのではないでしょうか。

たまに、泌尿器科医や婦人科医に相談した結果を見聞きするに、どうしても自らの経験からの意見や対応が多く、この度のケースのように心理学的アプローチ・外科学的治療と両方の治療を要する、いわゆる医学的な判断と治療の要する場合は、ほとんどがお手上げの状況であることが多いようです。

例えば、勃起障害の場合、神経障害や身体的疾患由来の場合は、容易に処方薬で改善出来るでしょう。

しかし、勃起障害があり、それ以前に、女性との接触恐怖、接触不安が有った場合は、いかに、強力な勃起促進剤であったとしても、全く効果はありません。

第4章　現代的臨床知験

その一　女性恐怖・接触不安の男性と少子化

少子化が問題にされている今日、男性の女性恐怖あるいは、男性の女性との性交恐怖については、ほとんど研究されていないようです。

しかしながら、現実的には、40歳代、50歳代で独身生活を貫いている男性が意外と多いという統計結果が出ています（この統計は、著者が、平成17年より25年の間に、地域の大企業での講演の際に、年代と未婚・既婚についてのアンケートより引用したものであり、『女性恐怖』・『性交恐怖』については、臨床研究にて行った統計をもととしている）。

男性の独身については、幾つかの理由によることが判明しました。現実的には、『老人介護の為』、『仕事に生きて来た為』、『家族の経済的面倒を見るため機会を逸した』、『好むと好まざるに関わらず、残業が多く夜勤の多い中で、結婚など考えられなかった』、『一向に収入が上がらず、家族を養うほどにはならなかった』、『一向に、一緒になろうという女性が見つからなかった』等々、「さもありなん」と思われる理由が多く見られました。しかしながら、長期にわたる通院を辿っていくと、そもそも、これらの理由での通院は有り得ず、他に、何らかの主訴とされる訴え、あるいは、精神的な動機を持ち合わせている人が多いのです。

40歳代、50歳代、さらには、60歳代で、これまで、一度たりとも女性との間に性交渉を含む付き合いをしたことの無い男性ばかりか、先のごとくの理由で結婚しなかったと訴えているものの、現実的には、これまで、幾たびも女性との接触を持つ機会があり、結婚生活は考えたものの、性交渉には至らなかったというのです。

幾つかの側面から見るなら、ある種の『時代の被害者』と言えるかもしれませんが、隣の男性が、同じ年頃で結婚していながら、「自分は結婚に至らなかった」というには、いささか、理由と動機に疑問を感じざるを得ないのです。

しかしながら、彼ら独身男性は、かなり長期にわたる通院の末に、院内での見合いなどを体験する中で、やっと「実のところは、女性が怖いのです。ただ、喫茶店で話しているだけなら、手も握れますし、腕相撲だって出来ます。しかし、いざ二人っきりになるようなところ、……モーテルとか、ラブホテルなどに入ろうという流れになると、『もう、時間も遅いから、終電に間に合わないといけない。駅まで送って行くから』と、機会を逸してしまうのです」。「あとで考えて、どうしてあんな風になってしまったのだろうかと後悔するのですが、いつも、同じようになり、相手は去って行ってしまうのです」と。

初診当時は、通常の『対人緊張』として受診されるのですが、一向に変化が無く、それでも、結構、定期的に、時間を違えることなく通って来られるのです。心理療法においても、『女性恐怖』という言葉はもとより、カウンセラーに対しても、決して、『お願いします』としてではなく、むしろ、『人生の常識を教えてあげます』というくらいに、優位に立つかのごとく態度で、カウンセリングを受けられるのです。

しかして、カウンセラーは、その道のプロですから、早期に、『女性恐怖』を見抜いてしまっているのです。しかし、見抜いたからといって、「あなたは、女性恐怖としての治療が必要ですね」と言うならば、多くの場合、激怒して、「カウンセラーを代えてほしい！」と、主治医に訴えて来るのです。しかしながら、決してそのまま黙って他院に移ることが無いのも一つの特徴かもしれません。

独身生活が長期にわたっている為か、比較的、我が儘ととられる言動が多いのですが、これを注意しても、素直に応じるのも、彼ら独身族の特徴と思われます。

一つの診療所単位でも、20％を超える独身族の人数であれば、一つの地域社会ともなれば、かなりの割合で、独身生活を送っている男性が多いことが推測されます。

このような男性との付き合いも、診療の一つとなって来ています。まさに、現代の『病』と言えるでしょう。

このような男性ほど、自分勝手な生活を送っているため、何らかの身体疾患を持ち合わせていることが多いのです。それゆえ、往々にして、通常のカウンセリングだけで、一回の診療が終わることはありません。カウンセリングが終わった後は、身体の診察へと移るのです。

さらに、独身生活ゆえでしょうか、通常では見逃すくらいの、肉眼で発見するのが困難なくらい小さな（直径1ミリ以下）皮膚の出来物であっても、詳細な説明を求めることが多いのです。

それが、風邪ともなれば、絶対に『風邪』の診断では引き下がることはありません。もちろん、引き下がらないからといっても、その通りに全身の診察を系統的にする必要はありません。「急性上気道炎による、咽頭炎、化膿性扁桃炎ですね、扁桃腺が膿みを持っていますから」と、然るべき診断を出せば、満足して薬を貰って帰られるのです。日常茶飯である、その人（患者さん）に応じた対応を行うようにすれば、問題なく過ぎていくはずです。

しかしながら、いかに患者さんに応じた対応と言いましても、「診なくていいから、いつもの薬を出しといて」と、自分勝手な方も少なからず見られます。そのような場合でも、「直に終わりますから、ちょっとだけでも診療させて下さいな。診療しないと私の無診療処方となり、業務不履行になりますので」とお伝えすれば、「先生が、捕まっていなくなるんじゃ致し方ないな、すぐ終わらせてくれよ」と、一応の診療行為は可能となります。

いわゆる、馴れ合いになり、最低限の診療行為まで行わないで処方をすることだけは、厳に戒めなければなりません。仮に、「いつものこと」であったとしても、一度の過ちが習慣になり、遂には、無診療が当たり前になってしまうことも稀ならず見られます。

医師である以上、最低限の医療行為である『診療』だけは、必ず行うべきでありましょう。

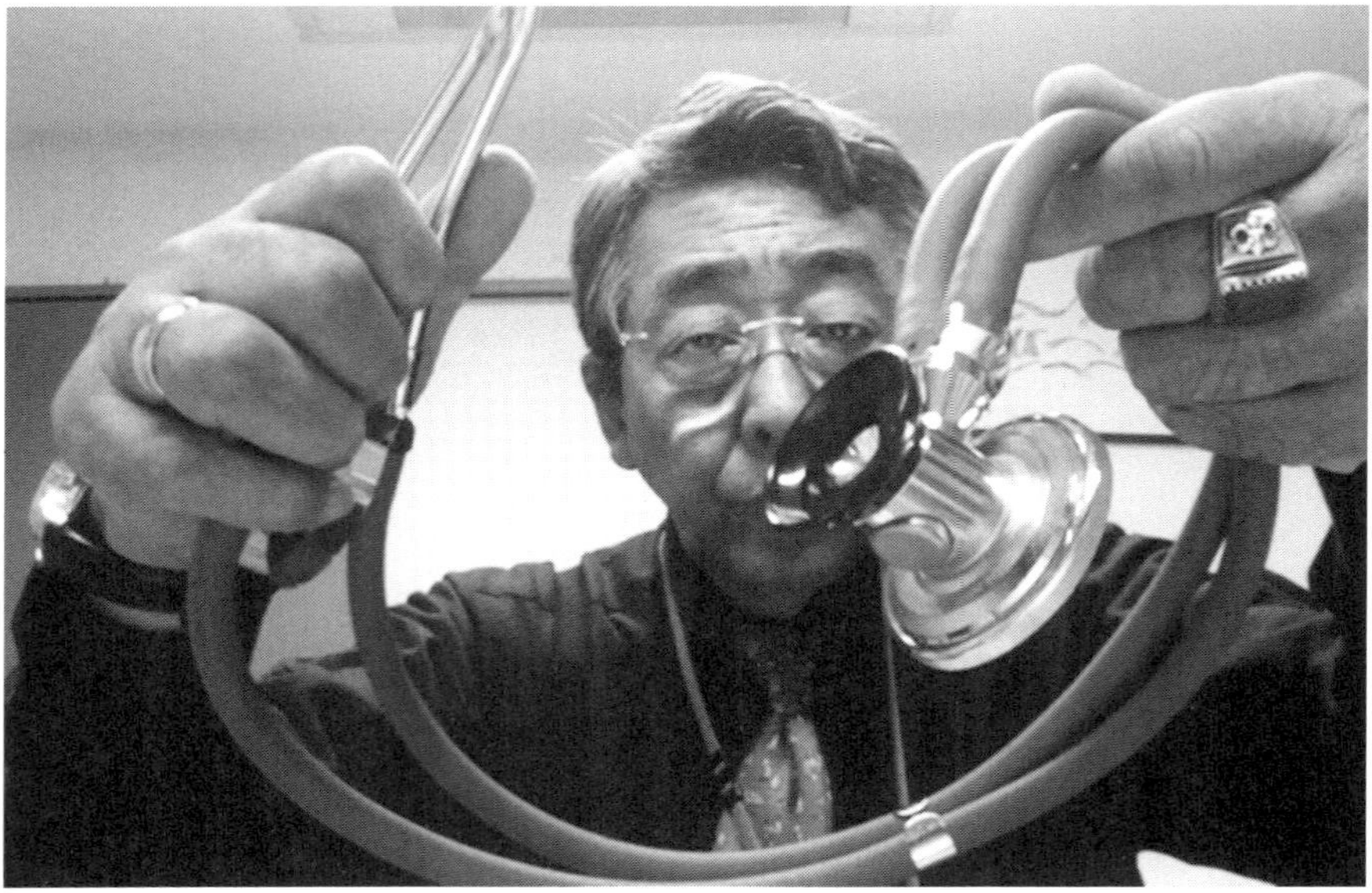

＊ベル・振動板型ステレオ聴診器

「ステレオ聴診器の初期型であるが、欧州では、今日もなお好んで使用されている。基本的には、このスタイルの聴診器が最も使いやすく、診断を誤ることが少ないと言われる。ベル、振動板とも取り替えが容易である。さらに、耳を片方ずつ二人で聴診することも容易である。

簡単に二つに外れるところを見ると二人で聴くことも予想して作られたと考えられる。二人で同じ個所を聴くことにより、所見を共有することが出来る。教育的であり、耳を共有可能としたということは歴史的に高く評価されている。」

おわりに――医師に願う

『聴診に始まり、聴診で終わる』ことが、人間である医師が、人間である患者さんに行う医療行為であろうと思われます。その合間に行われる、機械による検査は、あくまで医師が確定的な判断のできない時にのみ行われる参考資料となるものでありましょうし、不要であればあるほど医師の判断能力が長けていると言えましょう。

このような判断は、まさしく先端医療機器を考案した人たちの主張することであり、決して、医学的発展途上国の医師たちが言うことではありません。事実、先端医療国と考えられている地域では、圧倒的に医療機器に依存する機会が少なく、出番が少なく、先端医療を担う医師が最も大きな判断力、診断能力を持ち合わせていると考えられています。

実際に、過去、ＨＩＶウイルス感染症を発見した医師、さらにはその医師の後に続いた医師団は、先ずは、〝防衛〟のために、予防衣・手袋・マスクを装備し、手には、聴診器を持ち、診療に当たった光景が世界に放映された記憶があります。それゆえ、ＨＩＶ感染者の第一の症状は、『カリニ肺炎』であったのです。この肺炎は、何らかの原因で免疫機能が極端に低下した時に感染する肺の疾患として受け止められております。この診断は、決して先端医療機器ではなく、聴診器によるものであったという事実は、余り知られていないようです。

現実に振り返って見ますに、ＨＩＶは、当初、〝アフリカ系黒人の同性愛者に多い〟という見地から、〝アフリカ系黒人の貧民から発生した〟と考えられるに至り、とても先端医療を受けることの出来る階層ではなかったのです。その中へ入り、研究を進めた医師団は、まさに聴診器のみが、診断の武器であったようです。当初、アメリカ全土はもとより、テレビ画像を見ることの出来る世界全土に、全身を白衣の予防衣で囲み、聴診器を片手に、視診・触診、そして聴診へと進めた診療光景が放映されたのです。そこには、一切のＸ線撮影機器はもとより、先端医療機器と言われるものはありませんでした。そこに有ったのは、長年の経験による熟練した医師の内科診断と血液検査のみでした。

実際、熟練した医師ほど、本態のよくわからない疾患と対面する時には、先端医療機器、中でも、放射線を使用した検査を嫌うと言います。なぜなら、放射線により、現疾患そのものが変化してしまい、本来の形が判らなくなってしまうことが大いに有り得るということです。それゆえ、なるべく原型をとどめたままの患者を診察するのが常となっているそうです。ある意味では、本邦の診察の進め方とは、大きく変わっているのではないでしょうか。

このような欧米式の診察技法は、もとより本邦でも基本的な診察の方法であった時代もありました。しかし、欧米の診察技法が、今もなお変わらないでいる時に、いつの間にか日本だけが、ほとんど反対の方法に変わっていったように思えます。

米国では、慎重に慎重を重ね、初めて対面する未知の疾患を持つ病者を前にして、幾度も幾度も、伝統的な診察を繰り返し、確か、4日目に初めて胸部のレントゲン画像を撮るに至ったと記憶しています。そこで見られた所見が、『カリニ肺炎』であったことは、新聞・テレビなどのマスコミで大々的に発表されたので、知る方々も多いと思います。しかし、日本の医師たちは、公表されたのが胸部のレントゲン写真1枚だけであったので、ほとんど興味を示さなかったように記憶しています。他に、公表されたのは、白血球数の減少でした。

日本のように、ほとんどの医学医療に関しての知識を欧米に依存してきた国では、よほど新しい、詳しい所見が見られない限り、ほとんど興味を示さなくなっていることを露わにした感じでした。

この時に、「これだけの診療を行いながらの挑戦には、ただただ驚くだけです」と、先の教授が言われたのを記憶しています。周囲の若き医師たちは、「どうしてですか」と質問していましたが、「私が以前から、内科診断学を教えて来たでしょう」と、答えられるだけで、それ以上の言葉は聞き取れませんでした。恐らく、その言葉に全てが込められていると感じた次第です。

そして、数週間目に、「人間の生まれ持つ、一種類のリンパ球が死滅する疾患である」と発表されました。これからかなりの時間を経て、「T細胞系が崩壊していくのではないかと推測されます」という報道がされたのでした。

T細胞系のリンパ球といえば、人間が生きて行くには、無くてはならない免疫細胞です。胸骨のすぐ後ろにある胸腺で作られると考えられて来た免疫細胞です。今日では、あまりT細胞について論ずる人は少なくなっているのが日本の現状ですが、日本の現状即ち世界の現状ではないということも、この状況で判ってきます。T細胞には、キラーT細胞、ヘルパーT細胞、サプレッサーT細胞、免疫促進T細胞と四種類の各々の役割を持った免疫細胞があることが判っています。

この四種類のT細胞が、各々の役割に応じて、体内への外から侵入者や体内で遺伝子の変調により作られた不要な細胞などを破壊する役割を持っています。しかし、この破壊能力にも限界があり、T細胞群は、バクテリアなどの大きさまでしか破壊能力が無いと言われています。

しかし、それでは人体は、常にそれより小さな、侵入者や人体を破壊する存在に晒されていながらも、無抵抗でいることになります。しかし、現実的には人間には、さらに小さなウイルスほどの大きさの侵入者や体内で作られた破壊者を破壊してしまう免疫細胞を脾臓に、ほぼ永久に使い切れないほどの量を持っております。これがナチュラルキラー細胞と言い、これが武器を持つと同じ状態を活性化と言いますが、活性化した場合、その強さにより、ウイルスであれ、癌細胞であれ、全ての自分に不要な存在を破壊してしまいます。

今日では、これらの免疫細胞を活性化する方法も判って来ております（残念ながら、本邦では、これを臨床に役立てる方法を採用している医療機関は、稀にしか存在しません）。

このような免疫細胞を活性化する方法が判っていながら、手を出さないのも、本邦の医師の興味を惹かないからかもしれません。なぜなら、この方法は免疫療法という名称で呼ばれていますが、免疫療法を使った場合、病態が見る見るうちに改善するのではなく、約1年は要するのです。しかし、癌を例にとりますと、不治の病であると思われて来た、超悪性の癌なども1年程度で、消失することが判っています。この1年を待つことが出来ないのが、本邦の医師の自信の無さや、根気のなさかもしれません。この治療は、言い換えれば、内科的治療になり、外科的治療のように、数日で結果が判る訳ではありません。

内科的な治療は、外科治療のように、華やかではありません。しかし、内科治療には、外科のように、リスクはかなり少ないのですが、結果はすぐにはでないという欠点があります。それゆえ、どうしても自信に欠ける不安の強い本邦の医師は、安直な切り捨て治療である外科療法を選択してしまう傾向があるのでしょう。

もちろん、このように不安な医師ばかりではありません。1年であれ2年であれ、根気よく内科治療を行える医師も存在します。また、極めて困難な外科治療を詳細なところまで気配りして根気よく手術を続ける外科医師もいます。

要するに、長期にわたる医学的な訓練を、地道な積み重ねを続けることにより、いわゆるプロフェッショナルとなった医師であれば、何らの問題も無く、いずれの治療も、それぞれの状況に応じて選べるようになると思われます。

いずれにしても、気の短さというより、時代とともに、長期間にわたる医学的訓練の積み重ねを嫌う傾向にあり、その傾向が、早期に結果を求めることになって来ているのではないかと推測されます。

一つの例として有名なケースがあります。過去に、野口英世医師が幼少時、いろりに落ち、手の指が火傷で癒着してしまったという有名な話しがあります。その癒着した指を長時間かけて、神経の走行を損なわずに行い、遂には、指が一本、一本使えるようになったという実話があります。

しかし、この手術を実行することの出来る外科医がどれほどいるのかと調査しましたところ、結果は極めて悲惨でした。ほとんどの外科医は、「このような危険な手術は避けるのが常道である」というのです。

さらに、「野口英世の手の手術は、あくまで野口英世の生い立ちに花を添える似非ごとである」という医師まで出て来る始末です。野口英世が手術を受けたとされた時から既に2世紀近くも経た今日、当時の術式を大きく乗り越える術式となり、結果を出すにも容易になっているはずであるのに、未だに「困難である」という外科医は、2世紀前の手術さえ出来ないということになりましょう。

確かに、今日の医学医療においては、患者側からの告訴流行りとなり、神経系の手術は激減しているといいます。大きくは、頸部の神経に触れる可能性のある手術、四肢の切断に関わる接合術を避ける傾向をみると、今日の外科系の医師が、「リスクのある手術は行わない」となり、リスクの高い手術を行う医師は『神の手』と崇めることにより、責任逃れをする傾向にあります。

今日の例を一つ紹介するなら、『肩より先の手の切断』は、仮に切断した先が、『神経の縫合、血管の縫合』により、元に戻る機能が多いと判断された場合であっても、「万が一、5本指のうち1本が、手術を行っても動かなかった場合」、手術前に、医師より「何本動くようになるかは、全く不明です。ゼロであるかもしれません、1本しか動かないかもしれません。それでも、手術をして接合手術を行うことに同意されますか」と説明して、患者側が、「同意します。全く動かなくても、1本でも動くようになる方に期待をかけます」と、答えた場合、数十年前の医師は、「全て同意して頂きましたね」という了解のもとに、「1本の指も動くようにならないであろう」という可能性を持っていたとしても、手術を行っていました。

しかし、本邦では、「手術をする前に、『判断が出来ない』」と言ったのに、判断した通りに1本も動かなくなったではないか」ということでの告訴が相次いだのでした。これと同じように、頸椎の手術も「手術を行っている最中にも命が無くなることが有り得ます。また、手術が成功しても、術後に動いたりしたら、命が無くなるか、全く手が動かなくなりえます。それでも手術を受けられますか」と説明をして、これに同意したとしても、『結果は不明である』と言ったではないか。それなのに、命をなくす可能性が、確実とは聴かなかった」ということでの告訴も後を絶たないようになったのです。その結果、医師としては、全ての可能性に対して、及び腰となり、遂には、全く行わなくなったのです。

『患者――医師関係』の不全と言わざるを得ないのですが、今日の本邦では、徐々に患者側勝訴が増えるに至り、遂には、「可能性の薄い場合は、医師は手術を行うべきでなかった」という結果を受けて、ほとんどの医師が、神経系の関係する手術を学ばなくなり、鍛錬も行わなくなり、遂には、一切の神経縫合に関わる手術を行わなくなったというのです。

その結果、「術中に命を失ったり」、「術後に手指の内、動かない指が残ったり」などという結果は見られなくなりましたが、「頸部の病変ゆえに、片方なり、両方の手の全ての機能が薄れていき、消失していった」という患者が激増しています。他方、手首、前腕、上腕切断による身体障害者、指の切断による障害者、掌の熱傷を含め、化学物質による癒着により、指としての動きを失う人も激増していったのです。

全ての病変に対して、医師が手術を行わなくなったからと言われています。もちろん、熟練する為の訓練も行わなくなり、教える機会もなくなったそうです。いかに、先端医療検査の為、あるいは、高度医療の為の医療機器が開発され、導入されても、人である医師が、これを利用して、動かない限りにおいては、無用の長物となっていると言えましょう。

米国では、『知る権利』を前面に出すような判例の増加により、『余命の告知』を動機にした『自死』、あるいは、医師もこれに関与する『安楽死』が、増加傾向にあります。

さらには、精神科医が、患者の『自由連想法』から得た判断、推測を全て『知る権利』のもとに、話さなければならなくなり、それゆえの『自殺』や『動機なき殺人』『無差別殺人』などの増加により、精神科医が告訴されることが激増しています。

本邦でも『知る権利』と『告知義務』が、法的にも支持されるに至り、精神疾患の差別社会である本邦において、「あなたは統合失調症です、生涯治りません」とか、「あなたは精神分裂病と言われた不治の病で、今日では、統合失調症と言われ、聞こえは良くなっていますが、いずれにしても、一生、医療機関に通わなければならない病気です」という告知が、まかり通っています。

中には、過去に、『非定型精神病』と言われ、急性に発病し、数ヶ月以内に治ってしまう病気で、今日、『感情障害』の中に分類されている疾患まで、「あなたは統合失調症です、生涯、通院と入院を繰り返すでしょう」と、誤診を誤診のまま伝える医師の増加のため、悲嘆にくれた患者が自死を選ぶことが多くなっています。

まさに、誤診が招いた不幸ですが、今日の本邦の精神科医は、『統合失調感情障害』という、急激に発病し、かなり短期間に治る疾患の存在を学ばないのか、それとも、その疾患に対する薬剤の認可が、一剤たりとも無い本邦ですので、改善までには、かなり長期にわたる『統合失調症』も、早期治療により、あっという間に治る『統合失調感情障害』も、当初の症状が似ているため、一緒くたにして、『統合失調症』と診断し、延々と薬物のみの治療を機械的に続けるのも良く見られる光景です。

責任の所在を、何処に持っていくかを考える前に、医師は医師の義務を果たすべきでしょう。その義務を果たした上で、学会や国会を通じて、真実を正して行くべきと考えられます。

ともあれ、一部の勉強家の医師を除いて多くの勉強家の中に、極めて不遜な医師が存在するのかは別にして、本邦の医学医療は、確実に欧米に比べ、伝統を無視することにより、程度の低下が激しくなっていることは確かでしょう。

聴診器を持たない精神科医は、既に医師であることを放棄し、問診のみの聴診を行う相

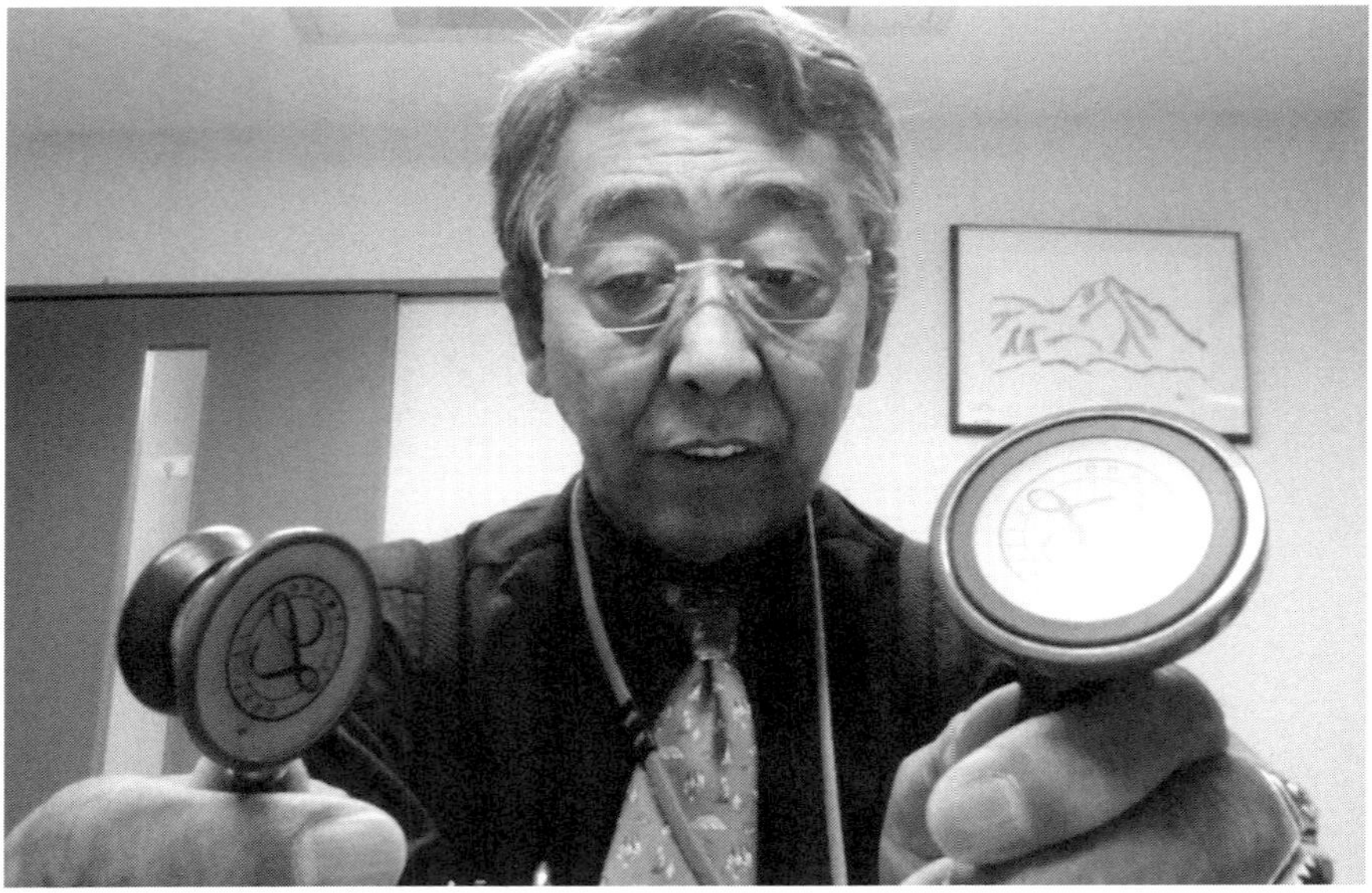

談員に成り下がっておりましょう。片や、先端医療器械に頼りすぎて、自らの判断能力を低下させている内科・外科医も唯の修理屋に成り下がっていると思われます。

＊左が小児用で、右が成人用聴診器

「メーカーは、同じでも、小児用の振動板の周辺は、赤ちゃんの皮膚でも傷つけないような配慮がなされており、大人の方は、より広く聴診できるように振動板に工夫がなされている。米国人の合理性を表している。本邦では、このメーカーが、もっとも多く使用されているが、全ての聴診器には一長一短があるので、いくつか使用する目的に応じて買い置きをしておくべきでしょう。いずれにしても、一人の聴診が終わったら、聴診器の両面をアルコール消毒して、次の患者の聴診に当たることを勧めたい。感染が有っては遅いのである。」

是非とも聴診を忘れず、聴診器を忘れない医師になられんことを願って止まない次第です。患者さんが、医師の前に座られた時、先ずは、その話しに、耳を傾けることです。あくまで、これは始まりであり、全てではありません。

カルテの『主訴』の欄は、2行程度しか書けない空白があるだけです。しかし、同じページの他の欄は、膨大な空欄となっているはずです。先ずは、この空欄を埋める為の作業から開始するのが始まりでしょう。そして、この1ページをすべて書き込んだところから、身体に関わる診察へと進みます。診察の記録を書き込むページは、別にあるはずです。このページは、全て、医師が医師の目で、耳で、鼻で、手で、目前の患者の診察に当たるはずです。本来なら、ここで全ての診療が終わり、血液と尿検査を終え、最終的な診療方針や治療方針が述べられるはずでしょう。然るに、医学医療の発展に伴い、先端医療機器でしか最終判断の出来ない疾患の存在も認めざるを得なくなり、参考所見を得ることにより、医師の判断を確実にすべく検査が行われることも有り得ます。これらの検査は、先ずは、最もリスクの少ない方法から始められるべきでしょう。

例えば、心電図の検査が行われれば、同時に、自律神経検査が可能となり、R―R間隔の確認により、患者の神経学的な疲労の有無が明らかにされるでしょう。

先の診察では、既に眼底が見られているはずでしょうから、おおよその頭蓋内の出来事の異常の有無は確認されていますから出血や脳圧亢進（腫瘍などによる）も眼底出血や乳頭浮腫などの有無で確認されているはずです。この段階で、判断困難あるいは不明瞭な所見が出た場合に限り、頭部単純写真やCTスキャンの検査となりましょう。

しかし、CTスキャンと言っても、あくまでも参考となる所見を提供してくれるだけであり、決して判断してくれる訳ではありません。判断するのは、いつの時代においても医者であることを忘れる訳には参りません。医者たる者は、この点を十分に了解して、この医療機器を使用するべきでしょう。もちろん、先端医療機器が、複雑になればなるほど、医師の勉強量は増える一方となります。十分に、この医療機器の利点と欠点・弊害などを理解した上での使用となりましょう。

ここでも理解して頂けるように、いかに先端医療機器が、発展に発展を重ねて、日ごとに詳細な情報を提供してくれるとはいえ、この機器をどのように利用して、どのような情報の提供を期待するのかという点も、この機器を使用する医師の意思により、意味をなすこともあれば、機械が人間を操作するという奇妙な結果を招来することも考えられるのです。

いずれにせよ、当初に戻るなら、人間である医師が、人間である患者と相対する中で、診断と治療へと進んでいくのは自然の成り行きであり、避けて通れない現象でしょう。しかしながら、いつの世に有っても、この機械を操作するのは人間であり、人間に有用な情報を期待することができるのが先端医療機器であると言えましょう。しかし、このような機器に、全てを依存してしまうことが有りませんでしょうか。

先端医療機器が、高度であれば有るほど、これを操作する人間には、高度な修養が求められるでしょう。なぜなら、このような機械は、医師の指示通りの検査を行うことには、実に忠実なのです。医師の求めるところを、より詳細に、より深く、より判りやすく映し出してくれるでしょう。このことは、画像診断機器が、この世に出現して以来続いております。

医師は、この機器によって映し出される人間の身体の画像・映像を、的確に把握する技能を身に付けねばなりません。黄色く映し出される画像は、いつも癌病巣ではありません。

時には、人間にとって最も大事な臓器であることも有り得ます。

この見間違えによって、切る必要の無い臓器を切り取ることも有り得るかもしれません。機械は、正直に、人間が求める事柄を、そのまま画像にしてくれます。この画像を人間が、多大な訓練を積むことにより、判断する能力を獲得して行くのです。

有機体である人間を映し出すのは、唯の無機体であるところの機械です。有機体を正直に映し出してくれた無機的な機械画像を、有機体を生かす為に、利用して頂きたく思います。これこそまさしく、有機体である人間の考えた英知と言えましょう。この英知の的確な活かし方をして、無機体である機器を利用出来ると言えます。

人間の英知は、ともすれば、人間の有機性をも乗り越えたように思えることも有り得ましょう。しかし、これらの無機体に、有機体である人間が利用されることは、絶対に有り得ません。もし、有り得るということであるなら、早々に、医療の現場から、この忌まわしい無機体を排除するか、あるいは、有機体と信じていた医師が、現場から去ることが肝要でしょう。

この点を、十二分に掌握することにより、医師の医師たる価値を有効に出来ると思います。

最後に、読者である方々は、心電図の検査の一番最後に『自律神経検査』という記録が出て来るのをご存知でしょうか。このグラフの与えてくれる結果は、「被険者がうつ病に陥っているかどうか」「不安を抱いているか否か」「精神活動が、年齢に比し、相応であるかどうか」等々、いろいろなことを示唆してくれます（実際は、R—R間隔を幾つかのグラフにわけて分析を促したものであるが、調査の結果、以上のことが明らかになっている）。

読者が医師であれば、CTスキャンなどのように放射性を放とうする検査を支持されるなら、最後まで詳細に検討して頂きたく存じ上げる次第であります。

●参考文献

1　武内重五郎：内科診断学：南江堂、１９６６年

2　笠原嘉：精神科における予診・初診・初期治療、星和書店、２００７年２月

3　Victor Pauchet（著）, S. Dupret（著）: Pocket Atlas of Anatomy, Oxford University Press; 3rd Revised 版, 1937/2.

4　Berrington, Amy; Darby, Sara (2004 年). “Risk of cancer from diagnostic X-rays: estimates for the UK and 14 other countries (PDF)”（英語）. Lancet. 2011.

5　Postman, M. (1992). Technology. Alfred Knopf, Inc..（ニール・ポストマン『技術 vs 人間：ハイテク社会の危険』GS 研究会訳、新樹社、１９９４年。ISBN 4-7875-8428-6）

6　医療被曝について｜聖マリアンナ医科大学：草間朋子『あなたと患者のための放射線防護 Q&A』医療科学社、ISBN 978-4900770522

7　大学共同利用機関法人 高エネルギー加速器研究機構　放射線科学センター〈暮らしの中の放射線〉自然放射線の量

8　自律神経学会編：自律神経機能検査、文光堂、１９９２年３月

9　ストレス・バロメーター：北里バイオケミカル・ラボラトリーズ、１９９６年

10　Jozuka,H.:Psychoneuroimmunopathology and Daseinsanalysis. Bibliobooks(Israel),2008.

11　Jozuka, H.:Psychoneuroimmunopathology, Maruzen,2000.

12 定塚甫（研究論文集）：精神神経免疫学、心療センター矢作川病院、１９９１年10月
13 酒井シズ：医学史への誘い、診療新社、２０００年
14 酒井シズ・深瀬泰旦：検査を築いた人びと、時空出版、１９９８年
15 Leopold Auenbrugger(1722-1809)：[打診法の考案]、１７６１年
16 Laennec, R. T. H.：De l· Auscultation Médiate ou Traité du Diagnostic des Maladies des Poumons et du Coeur. Paris: Brosson & Chaudé,1819.
17 Stedman's Medical Dictionary, 23rd Edition.
18 定塚甫：医は仁術か算術か、社会批評社、２００８年９月
19 伊達 卓二：途上国における持続的な医療機器運営に関する一考察 ―ウガンダの例を参考として― 国際協力研究 Vol.23 No.1(通巻 45 号)2007.4.1
20 Denise L. Lazo: Fundamentals of Sectional Anatomy: An Imaging Approach, Cengage Learning; 2 edition (January 1, 2014).
21 William R. Reinus (Editor):Clinician's Guide to Diagnostic Imaging Paperback use pre formatted date that complies with legal requirement from media matrix – November 30, 2013.
22 W. Richard Webb (Author) & Michael B. Gotway MD (Author):Pocket Atlas of Body CT Anatomy (Radiology Pocket Atlas Series) Paperback use pre formatted date that complies with legal requirement from media matrix – February 4, 2002.

23　Wolfgang Mohnike (Editor), Gustav Hör (Editor), & 1 more
Be the first to review this item :Oncologic and Cardiologic PET/CT-Diagnosis: An Interdisciplinary Atlas and Manual Hardcover use pre formatted date that complies with legal requirement from media matrix – July 24, 2008.

24　Amy Rothman Schonfeld (Author): Scans may predict bleeding in stroke.(News): An article from: Internal Medicine News [Html] [Digital].

25　Kerri Wachter (Author): Whole-body CT scans pose some cancer risk. (Clinical Rounds): An article from: Internal Medicine News [Html] [Digital].

26　デヴィッド・L・サイメル（著）、ドルモンド レニー（著）&2その他：論理的診察の技術 use pre formatted date that complies with legal requirement from media matrix –(JAMA 版) 2010/5/20.

27　福井 次矢：井部 俊子（監修）：ベイツ診察法（単行本）use pre formatted date that complies with legal requirement from media matrix – 2008/1/28

28　近藤誠：放射線被ばく　ＣＴ検査で癌になる　亜紀書房、２０１１年６月

29　山口 功（編集）、その他：低線量肺癌　ＣＴ検診の知識と実務（改訂2版）単行本（ソフトカバー）use pre formatted date that complies with legal requirement from media matrix – ＮＰＯ法人肺癌ＣＴ検診認構（監修）オーム社、２０１３年12月

30　国際癌研究機関による報告：（「ブリティッシュ・メディカル・ジャーナル」に掲載）国際癌研

究機関から発表された「低線量電離放射線による発癌リスク：15カ国の原子力施設労働者の調査」は、放射線従事者を対象に被曝線量と癌リスクとの関係を統計的に調査したもので、国際基準で許容されている上限値（５年間で１００ミリシーベルト）まで被曝した場合、癌による死亡率が約10％増加することがわかった

31　投稿者：原子力資料情報室（国際）投稿日時：2005/8/22 16:14:22 (18532) 低線量被曝でも発癌リスク―米科学アカデミーが「放射線に、安全な量はない」と結論

32　von Gustl Marlock (Herausgeber), Halko Weiss (Herausgeber), & 2 mehr: Handbuch der Körperpsychotherapie Gebundene Ausgabe use pre formatted date that complies with legal requirement from media matrix – Juni 2006

33　鈴木重行（編集）：ＩＤ触診術―Individual Muscle Palpation.― use pre formatted date that complies with legal requirement from media matrix. 三輪書店、。２００５年５月

34　山中克郎：外来を愉しむ攻める問診 (Bunkodo Essential & Advanced M), use pre formatted date that complies with legal requirement from media matrix, 文光堂、２０１２年４月

35　山中克郎，佐藤 泰吾：ダ・ヴィンチのカルテ―Snap Diagnosis を鍛える 99 症例 単行本 use pre formatted date that complies with legal requirement from media matrix –,CBR' 2012/2/1

36　香坂俊：極論で語る循環器内科、use pre formatted date that complies with legal requirement from media matrix，丸善出版、２０１４年12月

著者略歴

定塚　甫（じょうづか・はじめ）

昭和 40 年富山県立高岡高校卒、昭和 48 年金沢大学医学部卒、昭和 48 年、名古屋市立大学精神医学教室研修医、昭和 50 年浜松三方原病院精神科医長、昭和 54 年国立豊橋病院精神科医長・心療内科医員、愛知県立保育大学講師、昭和58年電電公社名古屋中央健康管理所神経科部長、平成３年心療センター矢作川病院副院長、平成６年定塚メンタルクリニック院長・JMC ストレス医学研究所所長、平成 14 年カリフォルニア大学アーヴァイン校客員講師、平成 15 年ケンブリッジ大、St. Thomas: Biographer General

専門 : 精神神経免疫病理学（全人的医学：NLM 公認）、児童精神医学、社会精神医学、産業精神医学

著書 : 「サラリーマンのためのメンタルヘルス入門」（ＮＴＴ出版）、「こどものための心と身体の健康」「大人の心と身体の健康」（丸善）、「日本の医者は癌と闘えるのか」「やぶ医者の見分け方」（郁朋社）、「人格障害」「性科学」「医者になる前に読む本」（三一書房）、「医は仁術か算術か—田舎医者モノ申す」、「うつの正しい治療　間違った治療」「凍てつく閉鎖病棟」（社会批評社）他多数。”Psychoneuroimmunopathology”(Maruzen, Nagoya), “Introduction to Psychoneuroimmunopathology and Clinical practice” (Biblio-Books, Israel), ”Psychoneuroimmunopathology and Daseinsanalysis” (Biblio-Books, Israel), ”How to fall in love” (Biblio-Books, Israel), ”From the Conception to the Adolescent”(Biblio-Books, Israel).

●声と音の聴診法——医療機器被曝による発ガンリスクを防ぐ

2015 年 4 月 27 日　第一刷発行

定　価　（本体 2000 円＋税）
著　者　定塚　甫
装　幀　根津進司
発行人　小西　誠
発　行　株式会社　社会批評社
〒 165-0034 東京都中野区大和町 1-12-10 小西ビル
電話／ 03-3310-0681　FAX ／ 03-3310-6561
郵便振替／ 00160-0-161276
ＵＲＬ　http://www.maroon.dti.ne.jp/shakai/
Email　shakai@mail3.alpha-net.ne.jp
印　刷　シナノ書籍印刷株式会社